U0314075

Don't Kill the Birthday Girl
Tales from an Allergic Life

过敏的人生

〔美〕桑德拉·巴斯莱 /著

徐蕴芸 /译

科学出版社

北京

图字：01-2015-6222

内 容 简 介

　　桑德拉·巴斯莱（Sandra Beasley）对许多食物过敏，她不得不过着"过敏女孩儿"的生活。当黄油令人致命，鸡蛋让嗓子肿胀，那么蛋糕和其他哄小孩儿的东西对于她来说就是个问题——她的妈妈不得不不断警告来家里的客人们千万别给她小蛋糕，因为这样无异于"杀了小寿星"。

图书在版编目(CIP)数据

过敏的人生/(美) 巴斯莱 (Beasely，S.) 著；徐蕴芸译.—北京：科学出版社，2016.1
书名原文：Don't Kill the Birthday Girl：Tales from an Allergic Life
ISBN 978-7-03-046044-8

Ⅰ.①过…　Ⅱ.①巴…②徐…　Ⅲ.①食物过敏-基本知识　Ⅳ.①R593.1

中国版本图书馆 CIP 数据核字（2015）第 247896 号

责任编辑：朱萍萍　/责任校对：胡小洁
责任印制：徐晓晨　/封面设计：可圈可点工作室

科学出版社 出版
北京东黄城根北街 16 号
邮政编码：100717
http://www.sciencep.com
北京虎彩文化传播有限公司 印刷
科学出版社发行　各地新华书店经销
*
2016 年 1 月第 一 版　开本：720×1000　1/16
2020 年 5 月第五次印刷　印张：12 3/4
字数：132 000

定价：45.00 元
（如有印装质量问题，我社负责调换）

致我的母亲

您教会我平衡行事。

前　言

在我的记忆里，有两个生日让我印象深刻。一次是我的十六岁生日。大家正在看《春天不是读书天》这部电影时，我的朋友伊丽莎白在玩固定在天花板上的秋千。因为用力过猛，她竟然连同整套设备（秋千、松脱的铁链）一起掉到我家后面 6 米多远的树丛里去了。另一次是我被诊断患有单核细胞增多症的那一年的生日。由于来不及取消那次的意大利主题晚宴，我不得不在炉子前站了足足两个小时——腺体肿大，痛并清醒着，做了两打面条并眼睁睁看着我的朋友们干掉 6 瓶好酒。那的确是我的 21 岁生日。

其他关于生日的记忆都乱糟糟混成了一团。哪些年去了儿童游乐餐厅？哪一年得到了彩虹仙子娃娃？哪几年爸爸在家、而哪几年他被军队召去了沙特阿拉伯和波斯尼亚的作战学院？

但有一点在我的生日记忆里贯穿始终。每当蛋糕时刻来临时，我妈妈就会拿出她设计的各种各样的"桑德拉之友"甜点。有时是人造黄油脆米饼，有时是苹果酱肉桂葡萄干饼。我拿了自己那份之后，又会出现真正的蛋糕、布朗尼或馅饼供其他人享用。在唱了生日歌、吹了生日蜡烛、打开生日礼物、大家吃饱喝足之后，就会有人说：

"现在，别杀了我家小寿星。"

也就是说，不亲吻、不拥抱、不碰手或者嘴唇。从这一刻开始，任何摸我一下的人都有可能给我带来荨麻疹或者其他更糟的东西。我至今都把它作为玩笑和祈祷的一部分。

其他每个节日也都一样。我的叔叔吉姆因为总是不记得我过敏的事而臭名昭著，他会拿出一盘冰激凌问我："要不要尝尝？"他是一个有趣的单身汉叔叔，总是骑着摩托车在小姑娘面前甩着眨着红眼睛的阴沟老鼠，用来当做送给她们的圣诞礼物。

很久以来，当每天晚上叔叔、阿姨、表兄弟们转着圈吻别的时候，总是我妈妈保护我。现在我也能照看自己了。每个人都知道为什么我碰不得。我对此无能为力，但还是希望这不是他们回家之前对我的最终印象。

我的过敏原有奶制品（包括羊奶）、蛋类、豆制品、牛肉、虾、松子、黄瓜、哈密瓜、蜂蜜、芒果、夏威夷果、开心果、腰果、旗鱼和黄芥末，此外还有真菌、灰尘、花粉、烟雾、狗毛、兔毛、马毛和羊毛。我是被诊断为食物过敏的超过 1200 万美国人中的一员。尽管我们人数众多，但依然得不到平等对待。那些饮食方面可以随心所欲的父母勉强对孩子的过敏给予了同情。想融入这个团体的先驱们错误地把过敏和不耐受混为一谈，把过敏反应理解为不适。专注于儿童过敏的倡议团体极大程度上忽略了我们会渐渐长大并面临旅行、婚姻、独立抚养子女等复杂问题。这些数据涉及多维度、没人能顾及的方方面面。

　　过敏是个怪兽。与其他综合征不同，它们是基于诱发因素进行分类的。你大概不会听说谁有花生型的糖尿病或茄子型的流感。过敏广泛存在，同时也经常被误诊。它涵盖了大量症状和不同程度的敏感，而这些症状在任何一个个体身上都可能发生改变。像我这样的过敏的人，每天都要警惕自己在做什么、身边有什么、坐的位子和那碗混合坚果有什么关系。你的佳肴是我的敌人。你的救命药丸是我的砒霜。

　　我的家庭把我能吃的食物称为"桑德拉之友"，但随后我看到了埃米丽·亨德克斯的一本书，名叫《索菲的安全烹饪书：全家饮食不含奶、蛋、小麦、大豆、花生、坚果、鱼或贝类》。我读得越多，越能理解医学术语以外的标语文化："安全""友善""不含"，这些词语一次次地出现在与过敏相关的作品里。

　　粘在早餐盘边缘的剩煎蛋、烤盘上的黄油油脂、普通布朗尼里冒出的核桃都是过敏"杀手"，你永远无法预料哪里潜伏着什么食物。

　　但是食物过敏的人不能成为牺牲品。不论好坏，我们只是用一种稍稍不同的方式在体验世界。这不是关于我们怎么死的故事，这是关于我们活着的故事。

桑德拉·巴斯莱

目　录

第一章　我是简的过敏性休克

20 世纪 90 年代早期，很多美国人被席卷而来的健康饮食风潮吸引了。美国农业部（USDA）的食物金字塔到 1992 年才颁布。当我在小学四年级的时候第一次听到这个"金字塔"时，还以为它是基于埃及菜（也得怪罪于我们几天前刚刚结业的世界历史课）。我想象了一下古代开罗的食物：鱼、谷物饼、蜂蜜、老虎果，偶尔打开盖子还能意外地看到一罐腰子。

我的四年级老师邀请了一位营养学教授来给我们上了一节关于正确饮食的课。她是一位同学的母亲，是一位矮小、苗条、橄榄色皮肤的女性，声音清脆。她热情而精准地在图表上移动着她的教鞭，说明着美国农业部建议的配比。她的建议从每天 6～11 份谷物组成的软垫子开始，看到沃登面包和糙米并肩站在淀粉那一栏简直是历史性的一刻。豆子、牛肉、鸡蛋和坚果都整整齐齐地作为 2～3 份蛋白质列在同一栏里。

3 杯全脂牛奶？是的，她的表格是那么写的，得那么吃。她把教鞭指在金字塔的倒数第二层："牛奶能预防骨质疏松。"她吟唱着说。

没有人问那个显而易见的问题：什么是骨质疏松？相反，我的一位同学举起手问道："那你要是根本不喝牛奶怎么办呢？"

"如果你不喜欢牛奶的味道，可以选择奶酪，"营养学家回答说，"重要的是你从奶制品中摄入钙。"

"那你要是也不能吃奶酪呢？"

营养学家停顿了一下："那你得吃鸡蛋。"她说。

"如果你也不能吃鸡蛋呢？"另一个孩子问。

我知道他们想说什么。三天前，有一场热闹的比萨饼派对。我没有参加，为了避开比萨饼我去了图书馆，提示起我那一长串食物过敏的清单。

我的同学举起了手："如果你不能吃牛肉会怎样？或者冰激凌？或者比萨饼？甚至不能捡块奶酪？"

"嗯，"营养学家大声说："那就不符合适者生存，没法儿活，是不是？"

她继续转向讲解"脂肪、油和糖"，而我从椅子上跌落了下去。

那都过去了。现在，素食父母在素食之家养大素食儿童，你不仅可以不吃奶制品而活下去，还能生育并茁壮成长。限制饮食和防止过敏成了主流。我听说在迪士尼乐园，麸质过敏的孩子还可以预订不含麸质的米老鼠煎饼。我想，一切都不同了。

然而有一次周末出游时，我在一个农舍里试图要到任何不含奶、蛋、猪油的食物时，女服务员无助地耸了耸肩：不确定。

"麦片呢？"我问。

"麦片？我们没有那玩意儿。"她说，"你在菜单上看到它了？

哦，还真是，嗯，炸土豆行吗?"

"它们的炸篮也炸黄油之类的吗?"

"嗯，是一个大而平的篮子，"她等了一会儿，看出我在权衡风险，"要不来点儿咖啡?"

"好吧。"我说。但是她拿来的咖啡上面有奶油。

我出生于 1980 年，全世界就像这个小镇女服务员一样，不知道对我如何是好。在哇哇大哭中，我不能吃母乳。父母给我配方奶，我却喝多少泻多少。我的大便因为消化道出血而变成黑色。满月复诊的时候，医生发现我体重下降并伴有黄疸，因此给我做了检查。羊奶? 一样糟糕。豆奶? 毫无起色。

回家的时候，医生给我开了一张长长的过敏清单，情况如何得等我长大点儿再看看。小婴儿的免疫系统发育得太弱，无法进行传统的明确反应。

"我们是用果汁和水把你喂大的，"妈妈告诉我，"苹果汁，然后是菠萝汁加葡乳醛酸钙来补钙，大米。你一岁生日的时候，我们第一次带你去拉金医生那儿就诊。那天你穿着白裙子，上面有粉色圆点。"

我父母住在弗吉尼亚阿林顿第十大街的一个小砖房里。我的父亲麦克在市区的一家律师事务所工作。在越南的那些年，他的浅棕色头发长得很长，只是在米德堡过周末的时候才周期性剪一剪。我的母亲波比是个黑发美人，是一位画家和版画家，她在阿林顿艺术中心租了一个工作室。

他们结婚五年后才有了我。与所有初为人父母的人们一样，他们有点惶恐于承担起保护我远离大千世界伤害的责任。与其他父母相比，他们所面临的问题是大千世界对于我格外苛刻。比如饼干事故。我 3 岁去纳什维尔的时候，坐了几个小时车的我饿得大闹。他们入住奥普里兰，想看看有什么能抚慰我空空的胃。爸爸递来的盘子上有块平淡无奇的饼干。

"你只不过吃了点儿面包屑。"妈妈说，这么多年了她依然对此耿耿于怀，"我们不知道它含奶。"我发出了哮鸣音，出了荨麻疹，他们好不容易往我嗓子里灌了苯那君液，此外，他们除了密切观察，耐心等待以外无计可施。一个小时后，我安静下来——也许是闹累了——睡着了。

第二天，父亲因为开会脱不开身，母亲又不能在陌生城市开车。"最糟的是，我们第二天早上还得去同一家酒店餐厅，"她承认，"而且我们不得不再试一次。我们不知道还能给你吃什么。"

当我 5 岁的时候，他们意识到必须给我灌输全面的防护本能。普通的"不要吃陌生人的糖"变成了"不要接受食物期"。我试着遵守（不遵守的话，我的身体也会向我妈妈告密的）。但是对于 10 岁以下的小孩来说，分享食物是友谊结成的标志性动作，接下来才是交换手链或在游戏中喊出某人的名字。很快我就得从护士站打电话回家，喝苯那君，涕泗横流。

"只不过是一片薯片，"我疑惑地说，"一片薯片！"

酸奶味儿的薯片，和我常吃的原味看起来一模一样。我怎么知道我对见都没见过的东西会有那么大的反应？在我三年级的一次作业里，我问我的过敏医生，身体是如何辨认看不见的牛奶的。

"像一个工作台，"拉金医生说，"台面上有不同形状的洞，可以放进不同形状的工作模块。"我想了想家里的费雪玩具,那是小婴儿的玩意儿,我早就开始收集希瑞公主模型了。工作台,医生说,就像会产生过敏反应的一种细胞。

"现在,进入血液的部分,"医生说,"小块食物随着血液而来,就像工作模块。"我点了点头。

"如果模块的形状与洞不匹配,你就不会有反应。"他解释说。但模块的形状很容易改变,比如熟菜花就可能和生菜花的模块形状不一样。我看到菜花组成的小皇冠在我的血液里蹦蹦跳跳,犹如大海中的森林。

"如果食物的形状正好和洞一样,"他说,"你的身体就想消除它。"我想起玩具中那把用来把模块敲进洞里的红色小锤子:砰!砰!砰!

"这就起反应了。"他说。

我瞪大了眼睛。难怪我这么麻烦。我身体里的某个地方在被锤子砰砰敲。

对小孩子解释过敏并不容易。我对解剖学的理解还有很长的路。我还处于相信鼻屎是没头脑小动物的年纪,觉得它们终其一生在你的鼻子里咆哮,看见什么吃什么来完成清洁工作。每次擤鼻涕的时候我总带着杀生的愧疚感。

我的同学们理解过敏让我有点儿与众不同,但他们对自身状况也不是很有把握。他们看到我在咖啡厅免于清洁工作(因为用来擦桌子的肥皂水毫无疑问永远被牛奶污染)。有那么几天我可以买油炸土豆丸子,我被允许插队因为所有其他地方我都不能碰。因为我不能买自动售货机上的糖果,妈妈每天在午餐袋里给我装五六颗草莓糖（装有果酱的菱形硬糖）；这相当于给我在午餐 B 组的女王地位加了冕，就像在说"过敏女孩"有甜点犒赏。

感谢我的哮喘，这是过敏的常见症状。别的孩子在跑步，我负责终点计时。有一次，我的朋友凯伦冲过终点线的时候，带着动能朝我扑来，把我们两个都摔在地上。终点牌和计时表都飞了。我们两个四仰八叉地躺在地上，她一直在我的胳臂上摩擦她的脸颊，一次又一次。

"你在干嘛?"我喘着气问。

"不管你什么样，我希望你赶上。"她说。

我必须在伸手可及的地方有药。环学校旅行的时候，我们被要求留下背包，而我是全校唯一一个手拿钱包的孩子。那是一个带蓝边的粉色钱包，我很喜欢，直到某天它在集市上被毁于热化了的暴风果橡皮糖。然后是一个乐播诗，我沾沾自喜地告诉朋友们"是一个法国牌子"。然后是个妈妈手里传下来的黑色皮质品，到我手里的时候还塞着用来擦口红印的叠好的发霉面巾纸。

之后的日子里，我敬畏地看着朋友们的手抓包和小挎包。我的钱包必须够宽，能放下一支肾上腺素注射器；必须够深，能放下一支吸入器；还得有拉链口袋，能放下苯那君。教室的橘色塑料椅并不是为钱包设计的，后背的圆角对于地心引力没有一点防护作用。只要我在椅子上动了动或者伸个懒腰，钱包就掉到地毯上去了，使我之后的动作看起来是在传纸条，抓、挂、啪、抓挂、啪。

想象这样一个孩子：厚厚的眼镜，靛蓝色的牛仔裤（我妈妈拒绝给我买"看起来像穿旧的"水洗裤），带着塑料环的不对称领闪光 T 恤，还有一排手链。现在加上一个 32 岁妈妈用的钱包，装满药片、面巾纸、安全别针和太多硬币。这就是一个食物过敏孩子的混合现实。

我把书籍视为避难所。我的外祖父是一位医生，注意到我爱阅读的习惯，就在我每次去看他的时候把他每个月订阅的《读者文摘》给我看。我迷上了那些专题，《现实中的戏剧》《笑是最好良药》，还有那些字谜；但我的最爱是一个系列，"我是乔的……/我是简的……"，是从不同身体部位的角度来描写它们遇到的严重伤害或疾病的情况。作者叫 J. D. 雷特克里夫，当他用"乔的后背"的语气描述得了椎间盘突出症、进行 CT 检查、将这些小圆盘重新滑回到脊椎的适当位置时，我完全被吸引了。

我特别喜欢这些专栏，因为它们满足了我的戏剧天赋。谁不想要简的甲状腺或者乔的肺？他们的内脏比我自己的有趣多了。在 8～12 岁，我确认自己经历了肾结石的发作、强迫性障碍、乳腺囊肿（其实只是……乳房发育）、心律失常、破伤风、视网膜色素变性以及（我模糊细节了）前列腺癌。

我的家人肯定一度后悔向我介绍了乔和简。也许他们意识到长远来说，当我克服了疑难病症之后，这些文章能教给我诊断的基础：了解"正常"和"异常"的内在量表，明白单独症状与整体的关系，知道何时应该寻求帮助。换言之，这些文章教会我如何处理过敏反应。青春期前的儿童没有自我意识，但我别无选择。没有成人能帮我完成。外面世界无法察觉的微小反应可以使我变得非常严重。"我是简的感觉好笑的喉咙"可以在几分钟内演变成"我是简的过敏性休克。"

······

　　好好的食物，当身体把它当成敌人的时候，就变成了过敏原。免疫系统制造出特殊的抗体来辨认每个过敏原。一般来说，第一次接触某个食物的时候不会产生过敏发作。父母在给孩子新食物的时候容易有错误的防卫感。但第二次才会发挥威力。

　　新制造的抗体（通常是叫做免疫球蛋白 E 的蛋白质，简称 IgE），通过血液循环，来到肥大细胞的表面。肥大细胞几乎在所有身体组织中都存在，但更多位于皮肤、鼻子、喉咙、肺部以及消化道——这都是典型的过敏发作的部位。过敏反应开始发作的时候，IgE 令肥大细胞释放出大量化学物质（包括组胺），称为"中介物"（mediators）。这个词令人误以为它是无害的。它应该叫做"打手"（hit men）。

　　如果被影响的肥大细胞位于皮肤、嘴唇和眼皮，你就会出现荨麻疹；如果它们位于喉咙，你就会喉头水肿噎到并呕吐；如果它们位于肺部，你就会哮喘。你可以想象一下消化道遭受的浩劫。过敏的严重程度可以用 1～5 级来评价，"5 级"说明血液中的抗体水平非常高。投入反应的 IgE 越多，患者的敏感程度越高，即使是对极微量的过敏原也大多会引起非常严重的反应。

　　5 级过敏激发的过敏反应会令多个生命功能瞬间关闭，机体休克，血压暴跌，失去意识。过敏反应首次获得公众关注就是与荨麻疹有关。（见于托马斯·J 在 1991 年导演的电影《我的女孩》。如果你的特征是严重过敏的离奇户外者，你的日子也屈指可数了。）

　　我本来想说，如果你在接触过敏原后 5 分钟还能活蹦乱跳，那就已经躲过过敏反应的子弹了。可惜情况不是这样。这种反应既可以在几秒钟内出现，也可以累积到几小时后。科学家相信延迟反正是来自不同的抗体反应——免疫球蛋白 G（或者叫 IgG），尤其是在与牛奶、小麦、玉米这些过敏原相关的时候。在一次注定要生病的晚宴之后，我半夜因为过敏反应而醒来。睡觉前，我原本以为已经躲过了的过敏发作，但那次反应比之前经历过的感觉都更糟糕。那是一次双相发作，即少数过敏反应在接触过敏原后三四个小时又做运动了才会被诱发。

　　过敏反应是群卑鄙的流氓。在美国，它们平均每年杀死 150个人。

　　美国最常见的 8 类过敏食物是奶、蛋、花生、坚果（树上的）、鱼、贝、大豆、小麦。在美国，超过 90％ 的过敏是由这些食物引起的。已知的过敏原共有约 160 种，玉米和芝麻是两种越来越常见的过敏原。最不容易引起过敏的食物是香蕉、西葫芦、土豆、豌豆、火鸡，还有跟其他食物相比更像舶来品的鳄梨（牛油果）。除了鳄梨，其他食物在婴儿食品中都大量使用，嘉宝也许该开发鳄梨酱了。

　　易过敏体质也许是与遗传有关的特性，但特定的过敏则不是这样。我的父亲也过敏，但是随着年龄增长，过敏反应就消失了；同样的事情并没有在我身上发生。他说吃茄子会诱发喉咙发痒，但我们怀疑那只是因为他不喜欢茄子。我母亲童年时期也有过荨麻疹，但从没有被诊断为对任何一种食物过敏。我的小妹妹只对芋头过敏。鉴于她只在夏威夷吃过芋头，她对失去这一食物毫不感到惋惜。

在过敏的领域中有许多灰色地带。麦胶性肠病通常与小麦过敏有关。它实际是一种小肠免疫障碍，需要无麸质饮食。但在急性病例中，严重的反应需要完全避免接触，也就是说，严重麦胶性肠病的患者与致死性过敏的患者遇到的社会问题是一样的。

另外还有各种各样的食物不耐受，其中最引人注目的是乳糖不耐受。很多人跟餐厅或酒店交流的时候将其描述为"食物过敏"。但那其实不是过敏，只是缺少某种酶而不能消化牛奶中的糖，从而引起腹痛。

我有时很困惑，有的人声称对奶过敏，但是又吃了巧克力饼干并且愿意忍受接下来的腹胀和腹痛。这种行为令我们的信用降低。数百万被诊断为食物过敏的食物过敏患者应该用"真性过敏"这个词。而医学上对于过敏的成因、控制与治疗却知之甚少。

······

过敏的迷雾在古代就存在。公元前 6 世纪到公元前 4 世纪，一些医生，包括希波克拉底（写出了《希波克拉底文集》），对抗迷信，把医学纳入科学。文集中有个著名的句子，"首先，不伤害"，它常与希波克拉底的誓言相提并论，但其实是在文集中的不同位置（《流行病学》）。

在这堆教科书、文献和哲学笔记之中，可以发现某些患者可以"几乎无害地"吃奶酪而另一些却"反应剧烈"。很多历史学家相信，这是关于过敏的最早记录。文章表明奶酪并不是直接引起病患痛苦的，因为奶酪并未变质或下毒。是特殊的个体呈现了某种关联及自我打击反应，对奶酪产生了"敌意幽默"。

随后几代的医生被这一发现吸引，但并未针对这一现象的生理本质做出更多研究。1649年出生的英国医生约翰·福劳业爵士是个例外。他仔细列出了导致哮喘患者呼吸困难的食物、粉末和雾。

这并不是福劳业成名的原因。他后来建议莎拉·福特（迈克·约翰逊的夫人）把小儿子带去安妮皇后那里接受触碰以治疗"国王的恶灵"，这被证明是塞缪尔·约翰逊（英国文豪）的人生大事之一。除了有助于塑造那位文豪，福劳业的另一壮举是发明了能测量脉搏的表，他认为脉搏是健康的重要指标。但是至此，过敏现象还没有名字。

直到1906年，奥地利医生克莱门斯·冯·皮尔凯在研究天花和结核的时候，首次使用了"过敏"（allergy）一词。他组合了希腊词中的"其他"和"敌人"来提出他的观点，表明他在试验过程中观察到的不同症状——水肿、荨麻疹、呕吐——实际上都是与免疫系统相关的机体反应，是对摄入外来物的过度敏感。他团队中的科学家并不太赞同他的观点，于是他开始了一场"正名"的战斗。

著名的法国生理学家夏尔·罗贝尔·里歇特发表文章，弃用了"过敏"（allergy）一词，改用他1902年发明的"过敏反应"（ana-phylaxis）一词，这完美地解释了问题。里歇特在1913年因为他在过敏反应中的工作获得了诺贝尔生理学或医学奖，他通过给机体注射蛋白质、胶体或毒素产生的过敏来定义这一名词。作为外知觉感受器和神秘学的专家，里歇特的成就还包括细胞外质和心灵研究。我们还应当感谢他从动物战栗中发现了如何调节体温。

对于冯·皮尔凯来说，这场专业领域的战斗终究是距荣誉的一步之遥。另一位法国科学家查尔斯·曼托利用冯·皮尔凯的研究发展出了筛查结核感染的更有效方法。这一方法很快就被称为"曼托试验"。冯·皮尔凯5次被提名诺贝尔奖，但从未获奖。

"过敏反应"捕获了身体机能关闭的大画面，这一命名也使用至今。但冯·皮尔凯在奥地利诊所的工作并不着眼于入侵物质的抗原，而是宿主产生的抗体——这些工作成就也因为他在巴黎和巴尔的摩（马里兰，他在约翰·霍普金斯受邀做教授）的工作而得到增值。他关于宿主造成最大伤害的观点，使他与包括路德维克·弗莱克及卡尔·威格特一起成为重要的一代医生（威格特将之称为"湿婆反应"，与印度佛教中自我牺牲的神有关）。我们如今对过敏反应的许多重要理解都来自冯·皮尔凯——只有在最初的揭示之后，经历短暂的孵化期并伴随之后的研究，才能获得多种过敏原的多种症状。

在20世纪20年代，教科书中同时使用"过敏"和"过敏反应"，最终大众说法中全面认可"过敏"（allergy）一词。但是，科学的胜利对普通人的绝望毫无帮助。1929年，克莱门斯·冯·皮尔凯和妻子玛丽安双双用氰化物自杀。在晚年，他用复杂的数据分析来确定日历日期与死亡人数之间的关系，为我们现在称为"季节性"疾病（如花粉症，又名枯草热）的研究打下了基础。然后，他陷入抑郁。

2月，克莱门斯·冯·皮尔凯毒死了自己。仅仅9个月后，

1929 年 11 月，美国出现了一本新杂志《过敏月刊》。

对过敏现象有兴趣的科学家们团结在同一个名字下了，但这并没有立刻转化为医学理解。从 20 世纪 40 年代到 50 年代早期，医生把各种各样的疾病归罪于过敏，包括偏头痛、结肠炎和多发性硬化。过敏则与花粉症、哮喘一起，成为都市化过程中日益猖獗的"恶棍"。医生开出的处方是"新鲜空气"，过敏患者被送往豚草场游乐。杂志广告鼓励患者点一支曼陀罗烟，可这其实是被称为"魔鬼奖杯"的致幻剂。

这段时间只有少量重要的技术和理论进步。1943 年，辛辛那提的化学工程师乔治·瑞佛歇博士发明了最早的抗组胺药之一——苯海拉明，其随后在 1946 年经美国食品药品监督管理局（FDA）批准用于临床。美国辉瑞公司随后注册了该药物的商品名苯那君，如今它已有各种剂型。欧洲也有类似的研究，使医药公司往市场上投放了大量抗组胺药，通过阻断组胺受体位点来减轻过敏反应。它们常与解充血药物共同使用，帮助控制发作症状。

如今，口服药物包括孟鲁司特钠片，是一种白三烯拮抗剂，攻击除组胺以外的其他炎性介质，它的商品名是顺尔宁，主要用于治疗慢性哮喘。由于进展性发作影响患者吞咽能力，因此患者可以用雾化器来把液体药物转化为可吸入喷雾。

在最急性的发作中，患者可以用肾上腺素笔或注射器给自己打一针，然后再接受其他医疗服务。任何被诊断可能有过敏发作的患者，均建议随时携带注射器。相关业务应运而生，比如把外观做得时尚些，或者妈妈可以给儿子买个看起来不那么像卫生棉的品种。

20 世纪 40 年代也迎来了第一个"过敏诊所"。这个诊所是伦敦圣玛丽医院建立的，由约翰·弗里曼主导，他是免疫治疗注射领域的先驱。通过建立花粉过敏的模型，弗里曼和他的同事利奥纳多·努恩提出一个理论，定期对患者皮下注射一定量的（"努恩单位"）已知过敏原（提取物精确到体重每毫升），可以令患者脱敏。如今，这已经是一种经 FDA 认证的用于花粉、宠物和昆虫叮咬过敏的治疗方法。我已经收集了大约 782 枚"我今天注射过了"的贴纸，包括全套"新街边男孩"组合专题的。虽然这对食物过敏的有效性从未得到证实，也有部分专家对它的整体效果表示疑问，但它目前仍是针对儿童的最常用治疗方法之一。

60 年来，很多事情改变了，也有很多事情一成不变。1946 年步入圣玛丽医院的患者与 1986 年的我接受的针刺试验应该基本相同。针刺试验是一个优雅的诊断工具，一如它的命名。一名技师用柳叶刀在受试者背部或前臂的皮肤轻轻划出一个小的皮下伤口。每个针刺点用一种待测试的过敏原扫刮。等待一段时间后，检查皮肤上是否有皮疹、荨麻疹或者其他反应。风团越大，过敏越严重，但测试的特性决定反应通常不会比蚊子叮了更厉害。

和一些最简单的抗组胺化合物一样，这一步骤在现代依然使用，因为它很方便，相对便宜，能快速得到结果。但它也具有一定的创伤性。趴在那儿感觉背上又红又肿且迅速蔓延还不许抓挠，听医生在旁边说"看哪，我的老天啊，那儿那个样子"，没有什么感觉比这更糟了。

1974 年，一个瑞典实验室给了患者一个创伤较小的诊断方法选择，名为 RAST（放射变应原吸附试验），通过检查血液样本中的特定 IgE 抗体来进行诊断。数据不仅揭示了过敏的存在，还能显示严重程度，令科学家可以根据 IgE 的频繁反应程度定量为 1 级、2 级等。虽然 RAST 试验很贵，但它现在也是一项标准化诊断，用于确定存在某种过敏反应的患者，或存在其他问题可能干扰皮肤测试的患者（比如湿疹）。RAST 测试虽然有效，但会产生很多假阳性。一次我的 RAST 测试声称我对米和菠萝过敏——它们都是我从未过敏的主食。

食物过敏只能通过口腔食物测试来确定。简单地说，就是你吃进去一点点食物然后看看发生了什么，听起来很有趣吧。这实际上是有一个医学步骤的：在办公室进行单盲或双盲试验，把过敏原放进"安全"食物，藏在患者看不见的地方，搭配一个明显"安全"的食物作为对照安慰剂，然后观察患者的反应。

很多医生质疑正式测试途径的有效性。单盲测试只有在医生是个好演员的时候有效，他的身体动作和表情不能让患者发现哪一口食物含有过敏原。过敏专家通常不擅长欺骗患者，尤其是小患者。双盲测试需要第三方介入来制作食物样本，而前期工作和随后的监控会令测试长达 6 小时。这对于很多家庭来说并不现实，对医生也会造成经济损失。大多数 HMO（健康维护组织，美国医疗保健形式之一）将测试等同于一次"就诊"，无论耗时多久，在支付时也一视同仁。

所以，大多数家庭选择在家里完成测试，舔一舔，咬一口，一次半匙。有一次，我跟别人说起了这个测试，由于他对我用的词不熟悉，他反问道："食物挑战？桑德拉对抗花生？"

某种程度上，我认为这更像是俄罗斯轮盘赌。

第二章　童年生存

"抚养你是一个全职工作。"妈妈不止一次地说道。在我被诊断对多种食品过敏后不久，医生给我妈妈列了一份范围狭窄的过敏原。妈妈从此变成了实验室研究员。这是过敏小孩的父母收到的第一份强加的特殊工作。

当我才 5 个月大的时候，妈妈遵照医嘱，拿一个冰激凌蛋卷让我小小地、试探性地舔了一下。吃了冰激凌之后大喊大叫，我也是少数奇葩了。她听到我的哭叫声变得嘶哑，就知道我喉头水肿了。妈妈把这种声音加入到所有新妈妈都会有的"哭声百科全书"中：饿的哭声、需要关注的哭声、过于疲惫的哭声、害怕的哭声，还有像现在这种呼吸道关闭的哭声。

接着，我的其他过敏表现也慢慢地出现了。通常我会试着在第一时间去忽略那些反应，因为怕搞错了带来其他麻烦而尴尬。最开始是呼吸急促，然后我的哮喘开始发作。嘴巴后部开始发痒的时候，我发出了一种特殊的像斯奎克（神话中的怪兽，会把自己溶解成眼泪）溶解成液体时的声音：这是一种很响的、舌头抽搐着蜷曲地打着上颚的声音，今天就是这样，通常会持续四五次，而我并不自知。妈妈时刻准备着等待这些警告信号，有时甚至会在我完全爆发之前认出一些征兆。

在我 10 岁的一个晚上，妈妈偷偷地将我家用的难以买到的弗莱施曼牌向日葵人造黄油（无盐）替换成新的、更普及而且宣称不含乳制品的油。她已经对每次购物都要去至少三家杂货店感到厌烦了。我注意到土豆泥更平滑也更金黄，但以为是添加了冬季黄苹果和特殊品种的黄土豆。在我刚开始尝几口后，我注意到妈妈在专心地观察我，"你喜欢土豆泥吗？"她问我。

"是的，"我说，"怎么了？"

"嗯，你在摩擦嘴唇，就像你有时候嘴唇发痒那样。"（妈妈变身侦探。）

又一轮斯奎克式的哭泣和注射苯那君。我以睡眠消除痛苦，而妈妈把骗子黄油扔到了垃圾桶里。第二天她拿出她的购物清单，把弗莱施曼牌向日葵人造黄油（无盐）加了回来。

当我意识到自己的食管系统罢工后，我只能把炎症描述为胸口产生了"泡沫"，随着产生频率和压力强度而不断上升，膨胀成汹涌的波浪，然后这些反应被修改成可用的医疗信息来判断苯那君是否有效。"这很严重，"我记得妈妈用失落的语气在与凯萨医疗机构的护士打电话，"她说这些泡沫正在变大。"

总会有些关心我的电话打来——不是健康维护组织的人员就是她的爸爸或哥哥，都是医生。我的外祖父是个海军军官，曾为 NASA 工作。他习惯治疗禁欲者，最初曾怀疑我过敏的严重程度。最早去他家做客的时候，我用手指去舀一个放在碗里的白软干酪然后碰碰自己的脸。几秒钟，一条荨麻疹出现了。从这个时候起，他相信了我的过敏。

幸运的是，我们从来没有在学校里遇到过不相信我们的职员和老师。或者说即使有怀疑，也被可能的法律官司压制了。每年，只要我们先填了相关表格（苯那君表格、吸入器表格、肾上腺素笔表格）及田野旅行备注、脱敏针备注、提前午餐申请（因为我需要最干净的餐桌），他们就会想办法帮助我们。每一年的版本略有不同，措辞精准且需要重签名。（妈妈变身合同律师。）

只要我在学校，妈妈就会不停地打电话过来。事情总是如此，尽管你拟定了午餐协议，食物还是会突然地无数次出现。二年级的瑟斯教授的讲故事时间，全班同学做了绿鸡蛋和火腿（因为《绿鸡蛋和火腿》也是一本单词书）。美术课，我们用车轮和意大利螺旋面制作纹理。世界历史课，当我们学到西班牙探险家时，我会想是否有一种我可以吃的墨西哥煎玉米卷？我是否可以在野外实习日那天吃炸圈饼（一种加拿大点心）？

与其在远处放羊似地看管我，妈妈直接参加了郊游。但还是会发生事故。当我们小学的 30 个小孩到红花日本牛排屋吃中饭的时候，我跑向妈妈去分享一个消息："我可以吃牛排！"

"你怎么知道？"她问我。

"我刚刚吃了一些！就一口。现在我可以多吃点儿了吗？"

在一片混乱的烤肉桌上，我没去拿鸡肉，而是拿了些照烧牛肉粒。我不仅能活下来讲故事，也享受了吃牛排的短短的蜜月期。妈妈意识到这只是一次侥幸，依然限制我只能吃特制的家常菜，或者在实在没得可吃的时候可以吃一点点其他新东西。即使只是少数几次尝试，我的肥大细胞立刻肥大如牛。过敏反应开始了，很快就变得越来越严重。1991 年，在我蜷缩在沙发上做了一小时斯奎克后，我与菲力牛排永别了。

考虑到我的问题——多种过敏原、极强的过敏性反应、反复接触后会形成新的过敏——我的过敏成了一种残疾。我受 1973 年《康复法》第 504 条和 1990 年《美国残疾人法案》的保护。如果我的父母认为学校没能有效地管理我的食物过敏，他们将会依据法律要求坚持 "504 计划"，包含一个单独的医疗保险（IHP），评估我对过敏的自我监管能力，列出我所有的过敏食物和发作症状，以及列出安全食物替代品。他们可以要求在全校张贴 "严重过敏食物警告" 宣传单，有权确认校车司机（实名）是否得到了开车去学校途中不能吃东西的指示。

换句话说，他们可能也小题大做了。但是 "504 计划" 可能每用 40 次就出现 1 次救命的情况。当我还是一个小孩子的时候，"宿管" 给孩子们发食物的时候知道不能给我；但 "宿管" 应该给我一份匹配的替代物，只是我羞于开口要求。

如果当天分配的食物是我一天的主要食物又怎么办？我记得我们班上有一个小孩，他依靠这些零食生活，因为他在家里没有吃的。帮助学生拿到免费的或者打折的饭食，但又不让他们感觉自己像雾都孤儿似的是很困难的。"504 计划" 提供的就是外部力量。

但是这需要大量的繁文缛节去共同编织安全网。一个典型的医疗保险包含从 A 到 O 的部分，包括参与方列表、医生信件、客观描述、打印清单。计划可能激起学校官员的敌意，因为他们会担心责任问题。对于大多数孩子来说，紧急行动计划（EAP）就够了：不那么正式，但在危急时刻提供足够信息。常用的格式由食物过敏和过敏反应网络（FAAN）发布，可以从他们网站上免费下载。

在离开学校多年后的一天，我在妈妈家喝咖啡，给她展示了一份紧急行动计划，包括一个贴孩子照片的方格和一个用来记录哮喘恶化反应的检查框。第一步被描述为"治疗"一系列可检查的症状，对应肾上腺素或抗组胺药，剩余空间用来标注剂量。第二步"紧急呼叫"为医生和父母都提供了空间，并附加声明"不要犹豫用药或者带孩子去就医！"。这些表格还有空间确认三名受训使用肾上腺素笔或者自动注射器的学校员工；假使没有这样的员工，还有如何注射的插画。

妈妈仔细研究了大段空白、黑体字、指示激活肾上腺素笔之后往哪儿拉出来的箭头。她晃了晃脑袋。

"是啊，这是新办法，"她说。"这个真不错。"

标准化计划的主要动力，是 1992 年的一个关于食物引起儿童和青少年致命或几乎致命的过敏性反应的研究，其中展示了研究记录的 6 起致死性发作中有 4 起发生在学校（7 人均未死亡）。换而言之，过敏孩子能在潜在致死过敏原环境中得到学校堡垒的保护。但是每次发生接触，校园决定的官僚过程（苯那君还是肾上腺素笔？一剂苯那君还是两剂？是由老师还是学校护士注射？）可能耗费宝贵的时间和生命。事实上，所有在求学时候发生的意外死亡事故明显都是和肾上腺素注射延误相关联的。最短的延误也长达 20 分钟。平均的注射前延误时间为 75 分钟。

在加拿大的安大略省，13 岁的萨布琳娜·香农就因此枉死，她对餐厅薯条上的凝固乳酪过敏，然后在学校的门厅里倒下了，肾上腺素注射延迟无疑负有一定责任。她的妈妈萨拉·香农成为了一位要求法律规定学校制定过敏反应应对计划的改革者。这在之后成为了一条著名的法律，被命名为"萨布琳娜法案"，还有一个同名的苦情纪录片。

诚然，每一个可能发生过敏反应的小孩都应该随身携带肾上腺素并方便取用，也应该培训周围的人去了解何时并如何注射肾上腺素。但是年幼的小孩可能不会理解这个观念，或者在不能呼吸时忘记所学到的知识。更糟糕的是，一些过敏反应（一项研究显示有 19%）在救护车到达之前需要注射两剂肾上腺素。一份保险包括每剂 55 美金的肾上腺素，但是只有一年的保存期限，因此要求每一个孩子带两剂肾上腺素是一个重大的经济负担。每个学校的急救药箱都应该装有未过期的肾上腺素注射器，并且放在一个公开的、不上锁的地方，这样就可以极大缓解过敏孩子的供应问题。

有一个问题呼之欲出，就是老师需要指示和许可才能注射肾上腺素。我知道这很吓人。注射通常需要在急诊室完成，然而预备计划是给那些粗鲁地吐出自己的吸入器、坚持自己没有过敏的孩子一剂苯那君，让他们在诊室睡一觉。肾上腺素笔的副作用无非是战栗、恶心和轻度头痛，而过敏反应的副作用却是死亡。

哪怕是我妈妈那么有经验，也无数次叹息她是否应该给我用肾上腺素笔。

"你是多么的幸运，"她说，"我们都是如此的幸运。"

······

等我进入高中的时候，令我毫无概念的食物越来越多，如奶酪蛋糕。蛋糕怎么能有奶酪呢？奶酪怎么能做成蛋糕呢？无可否认，我从来没吃过奶酪。事实上，我从来没有吃过我朋友们派对上流行的那些蓬松的、大量糖霜的、丰富的盒装混合蛋糕。室温下的凝乳？上面还有个樱桃？这类甜点在我看来就和生物突变差不多。

所以，当我发现自己在一群朋友的簇拥下走进了一家以全奶酪蛋糕而闻名的餐厅时，我知道我有麻烦了。当时我们正去往纽约，预定在卡内基音乐厅表演合唱。妈妈的叮嘱在我脑海里回荡：提防扒手，不要穿着裙子跨过人行道的栅栏，随身携带药品。

她应该再加上一条：不要进入人均消费最少 15 美金的餐馆。这里没有一个食物是我吃得起的，因此我只点了一份乐啤露。

"你的意思是只要一份冰激凌乐啤露？"服务员问道。

"不，我不能吃冰激凌。我可以只要乐啤露吗？是什么牌子的？"

"艾德熊。"

"噢，"我十分确信艾德熊的原材料中含有鸡蛋白，这样饮料的表面就会有更多的泡沫，"那就只要可乐吧。"

这个服务员越过他的笔记本盯着我："这些恐怕不够吧。"

"别管她，"莉兹说道，"别的人还要点餐呢。"

"对呀，先生，"另外一个人讷讷自语道，"我们不差钱。"

只有 15 岁的我们在城市里有些狂妄自大。在帝国大厦，一个少年高调声称从观景台掉下去的东西会得到更多动力，如果击中走在下面的路人，这玩意儿会直接冲进头盖骨。我们随意丢掷我们的便士，印有林肯头像的钱币像投弹一样垂直落到人行道上。我们是叛逆的。

在另外十个人也点好餐之后，服务员将圆珠笔猛戳到耳后，然后扬长而去。我反复用鞋跟摩擦棋盘油毡。我是唯一一个已经换上表演服的人，白衬衫的扣子从上到下都扣好了，黑裙子、黑丝袜。我的钱包满满地塞着肾上腺素笔、吸入器、面巾纸和 6 支苯那君。我之所以选择黑色的钱包是希望不会在舞台上被指挥发现这个。在严密的卡内基音乐厅里面偷偷带东西上舞台的成功几率很低，可是我答应了我妈妈。

那个服务员拿着 10 个盘子、10 个叉子和一杯漂着冰块的可乐走了回来。他碰倒了我的杯子，当杯子"砰"的摔在地上的时候，苏打水弄脏了桌子。

"我可以要一张纸巾吗?"我问道。

"从你朋友那里拿一张吧，"他说，"餐巾纸和点菜盘是配套的。"然后转身走开了。

他一离开，我的朋友们对他的粗鲁感到生气。有的人建议我们吃霸王餐，有的人建议我们告诉经理。陶醉在力量和满腹的乳酪蛋糕中，我的朋友们决定了对服务员的惩罚：他们将剥夺他的小费。

现在已经 6 点钟了，我们应该回到酒店穿上我们的表演服了。其中一位朋友把餐费放在了桌上。"快点按计划逃跑。"一个女孩还要去见等着看她表演的妈妈。3个中音部的室友走出了大厅，其他的高音部们跟了出去。我是最后一个留在桌边的人。

我们的服务员猛扑向那堆现金。他看着我，数着每一张钞票。

"我的小费呢?"

"嗯……"我鼓气道，"我不认为他们想给你。"

随着很响的哗啦声后他把十个脏盘子丢进了塑料菜盆。然后他拿起菜盆迅速地穿过双铰链转门，用一种无法识别的语言诅咒着。我可以听到厨房传出菜盆被摔在地上的声音。直到那时我才意识到我 10 分钟之前就该完成的事——跑。

我从来都是小心的、听话的孩子，因为过敏没有给我更多选择。在高中，我开始变得叛逆。青春期的叛逆通常都是偷偷地喝一小口啤酒或者在组织看《雷霆壮志》时偷偷地亲吻。我的叛逆则是一勺豌豆。

我坐在 L 形沙发的最左边，以便监视楼下。几年来，我的地盘都牢牢地在沙发的最右边。大茶几紧靠窗户。但是我年幼的妹妹喜欢吃通心粉和奶酪，她会弄脏这部分的家具。无数倾倒的通心粉在扶手上神出鬼没，残留的奶制品令我眼泪汪汪的。我不得不换个地儿待着。

"多少年了我都得从那个角度看电视，"我对妈妈吼着，"我的脖子都僵了!"

当天的晚餐是鸡胸肉、野生稻米和水煮豌豆的普通组合。没有酱汁，没有配菜，桑德拉之友。当我把必须吃的蔬菜举到嘴边时，我想起了我并不是特别喜欢吃豌豆。

事实上，我讨厌豌豆。

我很讨厌豌豆！

我清晰地记得这是我第一次讨厌我可以吃的食物。我长大后开始给食物分类——致命的和安全的。当然，我有一些喜欢吃的食物，包括培根、薯条和煮在鸡汤里的洋蓟。但是完全"讨厌"某种食物对我来说是一种奢侈，这是只有不过敏的人才可以拥有的特权。

我躺在家里的鞣皮毛地毯上，我决定要和别人一样去讨厌一些食物。对豌豆的抗拒我持续了7年。在此后的生活中，我减少了对秋葵、以色列粗麦粉和红皮洋葱的食用。我承认，肆意地拒绝食用菜单上的一些食物依然令我有点儿害怕。

如果把豌豆换成青豆就能解决我的问题，那就太美妙了。在三年的时间里，我从一个伶俐的、容易满足的小孩变成了一个头发油腻、胳肢窝冒汗而且喜怒无常的笨人。我把牛仔短裤的裤边卷高，甚至露出了口袋里布，嚼着口香糖，逃避那些令人不高兴的评论。

15岁那年，我开始停止使用脱敏针，新一轮的测试结果显示，脱敏针对我没有什么效果。这正是每个十几岁的孩子所渴求的：无可争议的测试结果让自己可以免于用药。

我告诉我的朋友们："在那14年中，那该死的注射没有起到任何作用。"事实上，那些注射可能阻止了我对环境过敏的恶化，但效果微弱到可以无视。我只是愤世嫉俗地发泄，只要有可能我就想用"该死"来修饰每一个句子。

我变得对所有医生都粗鲁。我"忘记"每天使用吸入器。当我被责备时，我常常喃喃自语："这是我的身体。"

妈妈把我带去看牙医之前会问我是否已经刷过牙。原则上我会回答："没有。"我指出，如果牙医真的想要了解我的牙齿，那他应该看看我牙齿本来的状态。无需牙膏和漱口水的美化。

我不可理喻。我是个青少年。

食物过敏的青少年脑海中总是浮现关于生与死的抉择。就像你把沃尔沃轿车的钥匙交给一个 16 岁的少年，往往会发生事故甚至是悲剧。一项关于食物过敏反应的调查显示，每年中 69％意外死亡的受害人都处在 13～21 岁这个年龄段。

比如，一个少年正要去参加一场篮球赛。他穿上网眼短裤和 T 恤，把钱包和钥匙挂在链子上。他会想，我可以把肾上腺素笔放在哪里呢？此外，我什么也不能吃。随后球员都去参加赛后的比萨饼派对。他被小伙伴们包围着，渴望碳水化合物，又不想被别人认为他是一个奇怪的人，尤其是有人拍胸脯打包票比萨饼里没有鳀鱼。于是他想，让一切规矩都见鬼去吧，我以前吃过比萨饼。然后他就吃了一口。

在一项由"食物过敏及过敏反应网络"赞助的研究中发现，54％患有严重过敏的青少年都表示自己会有目的地咽下已知含有即使只是少量过敏原的食物。这些孩子中有接近一半的人解释说："它们看起来很好吃而我想尝尝它们的味道。"

大多数过敏孩子的父母都希望孩子没有"超人综合征"。根据上述调查发现的好消息是，与别的小孩不同的一点是，过敏小孩知道他们自己易受伤害。坏消息是，许多小孩并不在乎，至少他们的意志力不足以让他们坚持坐在没有花生的餐桌上，或者是教他们的朋友使用肾上腺素笔，或者是穿着口袋有足够空间放吸入器的裤子。相同的，医生们在一项较早的研究中发现，青少年都表示食物过敏的人在生活中所面对的最困难的部分就是"社交孤立"。而父母的最大难题是"对死亡的恐惧"。

两者我都害怕。当我妈妈建议我带上医学警报手镯时我翻着白眼（现在这些比以前更加流行了）。在粗鲁的外表下，我始终不能摆脱早年间那位营养学家的诅咒。我厌倦水煮鸡肉和水煮蔬菜，厌倦每时每刻都小心翼翼，厌倦了被伤害。注射并不能拯救我。是我无法挽救吗？是我不适合生存下来吗？

那是 20 世纪 90 年代中期的事情了。又过了 10 年，才有一群美国心理学家在美国国家心理卫生研究所、NARSAD（分裂、抑郁症研究联盟）和美国自杀预防基金会的帮助下，进行了一系列实验来研究过敏在神经心理病学方面的影响。这些科学家把可以诱发过敏的花粉和鸡蛋放到大鼠和小鼠的食物中。研究对象被安排在一个"公开区域"中，类似于把一个人放到空的篮球场上，然后他们所有的行为都会被跟踪。在被限制活动区域的情况下，动物的自信以是否自愿冒险进入中心区域来衡量。过敏的受试个体选择靠边行走，而正常个体会在公开区域探险。

我的初中老师曾给我起了"小老鼠"这个外号，因为她发现我总是把面包掰开慢慢吃，仔细避开刷有蛋液的面包皮。这只"小老鼠"也成长为一个对死亡有过度认识的青少年。我是一种焦虑的生物，坚持贴墙行走。

高度紧张的青少年其实和叛逆的青少年一样多。但是我的青春期有一个 X 因子，可以将鸡尾酒变成毒药，这个玩意儿就是苯那君。苯那君表面上是我的救星——随身携带可以让我避开过敏反应而不需要跑趟医院。我的钱包、我妈妈的钱包、我的储物柜里都至少有 6 片。

苯那君的每日最大服用安全剂量是 300 毫克。超过这个剂量就会引起耳鸣、瞳孔放大、脸红、产生幻觉、眩晕等症状。鲜亮的、温馨的粉红色商标掩饰了它强大的药效。如果服用了一粒，你就不能开车了。毕竟，苯海拉明不仅仅只是苯那君的有效成分。已知它能引起瞌睡，是几种助眠剂的主要成分。

想象这样一位绝望地想要戒掉安眠药依赖的家庭主妇。她在每个口袋里、房间的每个角落里，甚至是门口的零钱盘里，都找到了被藏起来的安眠药。想象一下她的丈夫在她离开家去图书馆、看电影、食品杂货店时都对她说："嘿，你带上你的安眠药了吗？你需要更多的吗？可能你需要多带一些。"

有些时候我的朋友们会开玩笑，如果我想自杀的话，我的选择是有史以来最美味的。"吃巧克力吃死！"，他们大声叫喊，"吃冰激凌吃死！"当然很简单。当我走进任何一间厨房，我都可以轻易地发现不少于 15 种吃了就会死的食物，都不需要去水槽底下找下水道清洁剂。

对任何一个有严重过敏反应的人来说——嘴唇麻木、喉头水肿、费劲地吞咽空气、抽筋——你不会蠢到想要承受这些病痛。忘了甜食的诱惑吧。没有人想被自己的唾液噎死。

苯那君则不同。我知道它尝起来什么味道（根本没什么味道），吃下去多容易，再吃四五粒又有多快，短短半个小时就能让我的眼皮慢慢变重。让一个焦虑且睡眠不足还要去高压力高中学习的少年来说，这听起来也不是一个坏选择。有时还真像是天堂。

有一个晚上，我躲在自己的房间里，忧郁地听着涅槃乐队的"MTV 不插电"。我的父母正在争吵。一个我喜欢的男孩并不喜欢我。我有十页作业明天要交，可是现在还没有开始做。我倒空了钱包，翻找内衣柜，把手伸进我床头板后的暗盒，打开我的每一个泡状包装袋，列出了我的所有胶囊：14 粒苯那君，这还没算放在楼上的。我盯着它们看了很久，然后我突然大哭起来，按下音箱上的暂停键，走到客厅。我的妈妈已经习惯了我在这个时候的脾气，什么也没问。我们只是一起坐在沙发上看着十一点新闻。

我一直都想知道我是不是唯一一个试图服药过量的人。当我长大后认识了其他过敏的人，我们会对那些有随时携带苯那君信仰的同伴开玩笑。毫无外交手腕的提问是："那么，你有没有想过吞满满一把药？"

当这个世界有了搜索引擎的时候我才有了这些发现：一个高中篮球运动员死后被发现胃里有苯那君和外用酒精的混合物。一篇叫做《儿童静脉置管滥用》的论文，源起于一个慢性病患儿把苯那君胶囊里的粉末灌进了自己的静脉。我想知道还有多少孩子担心自己与这个世界格格不入，吃 1~3 粒苯那君——世上最糟的事也不过是遇见蝮蛇和明天早起上学的艰难时刻。

那个晚上，妈妈看完新闻就去睡觉了，但是我还在熬夜看《今夜秀》，《今夜秀》之后又看了《深夜秀》，然后是更晚秀，再是电视购物节目；最后电视上出现了国旗挥舞的画面，配上预先录制好的国歌以及播放结束的噪声。我快睁不开眼了。回到房间，我直接爬到被子底下。那些本来沿着月亮和星星图案的床罩边缘排列的药片散了一地。

……

在我小的时候，离家吃饭是全家的大事。妈妈比我更了解我的过敏，所以她给我立了一些规矩。但不论我们多谨慎，晚上都会发生许多意料之外的事情：妈妈疯了似地翻找苯那君，爸爸着急地质问厨师；在药片不起效的时候开车去医院，在急诊室大厅待到我气道再次被打开为止。

"深呼吸。"当我蜷缩在爸爸的膝盖上，一次又一次为浪费了去艺术展的门票而道歉。那是我们和祖父母盘算了几个星期的行程。而爸爸只是说："冷静下来，深呼吸。"

甚至高中和朋友们去参加晚餐＋电影之夜时，我也困在我的三人组里才能搞定食物或在出问题的时候得到照顾。如果父母不在，我可能会点薯条，有一家——只有一家——学校附近的日本餐厅提供值得放心的蔬菜和鸡肉天妇罗。任何其他菜肴都不能冒险。

由于不可能在大学四年都只吃土豆，所以在我进入弗吉尼亚大学就读之前，我的父母安排了一次与管理人员的会面，她给了我们一份弗吉尼亚大学餐厅所有食谱的用材清单。"我们会照顾好她的。"她向我们保证。

现实则没那么有保证。在餐厅，我看到服务员用钳子分发玉米面包，然后他们用同样的钳子给我夹了一根玉米。我低头看到盘子里面有一些酪乳面包屑，只能摇摇头换了一个新的盘子重新开始取菜。理论上，学校向我父母承诺，爱玛客餐饮公司每天都会在餐架上提供"安全蛋白质"。但是，可疑的"安全蛋白质"就是两片没有任何调味的鳕鱼，而且每次都这样。

另一个问题是，餐厅有 3 个小时的开放时间，但是我和餐厅员工们都不确定我每天会在什么时间来吃饭。有些时候他们忘记把鱼解冻后再烹调，这意味着在可以享用之前我需要等 20 分钟（对大学生活来说简直是永恒）。更多的时候是，在我到达至少一个小时之前，菜就已经包着保鲜膜用微波炉加热了，然后被存放在加热管下面。当我揭下保鲜膜时，托盘上会散发着一股鱼腥味和温热的水气。这鱼肉摸起来像橡胶。

"我的天啊，"餐桌上的某一个人会说，"这是什么？"

令我崩溃的是，有一天当我路过厨房的时候听到一个带着塑料发网的男子叫道："哟，鱼妹来了！"

我在盘子里取而代之地盛了白米饭，装满了从沙拉吧里取的鹰嘴豆。但是这只能是在其他学生滴下沙拉酱或掉下切达干酪碎片弄脏食物桶之前。舀沙拉酱的长柄勺似乎永远会漏点儿什么。一旦如此，我就会去拿一碗干玉米麦片。我嚼都不嚼直接吞下去，这样上颚就不会被刮伤。我的过敏给宿舍生活带来了一个饮食挑战——早饭当中饭吃——这也是一种惩罚。

面对厨房的灾难，我时不时就会尝试挑战一下当天的菜单，总有第一次需要问问这是不是"桑德拉之友"。在学校的第一个学期的第一个周末，我在异地的男朋友来看望我，我试着给他留下一个我很适应离开家独自生活的印象。当他说起意大利调味饭看起来不错时，我问服务员这里面有没有添加奶制品，她向我保证这里面没有。我便拿了一盘。

"他们对我都很照顾。"我吹牛。我不知道为什么自认为吃意大利调味饭会令他难忘。或许我只是害怕如果我满嘴鳕鱼味他会不想吻我。如果我知道意大利调味饭规定要在煮饭时拌上奶酪，我碰都不会碰。但是我根本没听说过意大利调味饭。它看起来就像是蔬菜拌饭，和我在沙拉吧自己拌的沙拉没有什么区别。

我的舌头有另一个故事版本。咬下第一口，一丝乳酪（让我意识到那连在米饭和叉子上的东西是什么）就在我喉咙后面用番木鳖碱织了网。我喝了口水，继续平静地唠叨着班里的事情。

"桑德拉？"他问我，"你还好吗？"

这时我才知道，专门为突发事件而设置的快捷通道可以让救护车和救护队伍在 10 分钟之内到达弗吉尼亚大学的任何一幢建筑。他们是带着轮椅进来的。我的视线模糊，自觉虚弱，但是拒绝使用轮椅。我不想被人看见我被推出纽康姆大厅。

"用轮椅吧。"我的男朋友试图劝服我。但是我毅然决定自己走出餐厅，边上跟着我的男朋友和 4 人救护队。

"慢点儿。"推轮椅的人说。

不可能。我希望如果我走得足够快，可以让人们不会意识到后面几位与我相关。在我的印象里，这就像是斯科塞斯导演的慢动作追逐戏。讽刺的是，救护人员就在我身后不超过 1 英尺的地方，准备在我瘫倒的时候接住我。

接下来发生的事情我会在未来 4 年里慢慢地习惯：走进弗吉

尼亚大学医院的休息室，里面放着下垂的盆栽棕榈和过时的《体育画报》。一位胳膊摔断的 6 岁孩子的父亲给了我一脸不悦，因为他已经等了一个小时，而我却能直接走进救护室——潜在过敏发作被排在了分类列表的最顶端。拒绝静脉注射，因为我害怕淤伤，接下来是关于拒绝接受静脉注射的说教。苯那君、仙特明，数小时的孤单和无聊，不能在急诊室的简易小床上睡觉，而我的男朋友也一样孤单又无聊地在大厅等着。

再去食堂的时候，服务员直接把鱼递给我，我连开口问的机会都没有。

有些时候，我会坐车去哈里斯蒂特采购一些杂货。但是我没有地方可以存放食物，没有地方可以烹饪食物，也没有钱可以用。另外，这是我人生中第一次生活在没有限制使用乳制品的地方。我的室友是一个很好的蒙大拿州人，她喜欢吃比萨饼。有些时候她会边打电话边吃比萨饼。如果我使用同一个电话，甚至距她使用已经 1 个小时了，听筒上残留的油渍还是会让我的下巴和面颊上都长出荨麻疹。

这会导致关于维持表面干净的尴尬一课。在每一个宿舍都有差劲室友的难题。一旦你对另一个年满 18 岁的室友说出"宝贝擦擦"，你就是那个差劲室友。

无论什么时候听到这些反应，妈妈都会为我的行为感到愤怒。一天早上，我向她解释我前一天晚上没有接到她电话的原因。我的室友在我床边用微波炉做黄油爆米花时不小心弄到我的床上，我不得不逃离宿舍。妈妈让我更坚决一些。"这事关生与死，"她说，"她们必须理解这个。"

但是我非常渴望使自己不挑剔。大学的 4 年生活中数不尽的过敏反应也从来没有破碎我做一个弗吉尼亚大学普通学生的梦想和荣誉。

在毕业后的沙滩周，我那喝醉了的室友决定要把啤酒乒乓球游戏改成"白俄罗斯乒乓球游戏"，每当有人把乒乓球投入杯子时，都要向空中喷牛奶和咖啡利口酒。我没有反对，站在一旁为队友喝彩，但不碰任何东西，希望有最好的结果。

一个小时之后，由于喷了太多牛奶，我终于有反应了。坐在车上，我指挥男朋友开车去最近的急诊室，在那儿我可以待在大厅等苯那君起作用。他坐在边上看有线电视，我躺在他附近的扎人的沙发上，盯着天花板，试图放松自己。

没有膝盖可以让我蜷缩，没有人会说"呼吸，深呼吸。"家庭的保护罩已经打开，我得学会自我保护。

第三章　吃吃喝喝都小心

每天例行公事。传统和仪式使人们找到群组，为每日的重复生活提供舒适氛围或展示通往下一程的道路。但是，18 岁的生日仪式并没有让我长大成人。大学毕业典礼也没有这个效果。甚至当我搬进研究生公寓的时候，父亲只是我租约上的联租人，我依然感觉自己像一个在过家家的孩子。

但当我得知我最好的朋友克里斯蒂要结婚的时候，我猛然间意识到了成长。这个没有"之一"的最好朋友陪我走过了 10 年的岁月，看着我为了高中恋人而哭泣，分享着我晦涩的暗语。那个消防队员是怎么说服克里斯蒂成为他孩子妈妈的。而这对我意味着什么？

这意味着，我要独自一人去咖啡馆，用一首"another one bites the dust"来为此庆祝。我们 4 个人在周五晚上回到那个大学时代经常光顾的"角落"酒吧。这间酒吧简单而干净，常被学生叫成马丁，每一个来这里的熟客都会拥有一个底部刻有其名字的马克杯。克里斯蒂总喜欢点香蕉卷配火焰冰激凌。而艾瑞克和大卫偏爱薯条华夫饼，配上一层软软的芝士。我想和所有人干一杯。

当他们在讨论吃时，我思考着我们应该喝什么，要寻找一些"桑德拉之友"，即不含爱尔兰奶油、利口甜酒或巧克力的食物。这间酒吧的特色是甜，适合 5 岁孩子的味蕾加 15 岁孩子的幽默感。否则就无法解释"奶嘴"这种饮料了。

"来一杯柠檬雨怎么样？"我问朋友们。这是一种杯口用圈糖边（先在杯口涂上柠檬汁，再粘上糖）配上一角柠檬做装饰的伏特加。它简单、甘甜，而且酒味重。父母至少没养出个瘦子。我妈妈曾说过："我们很高兴你能有点儿乐趣。"

当服务员拿来四个子弹杯的时候，伏特加看起来有点浑浊。调酒师应该加了柠檬汁吧，我不想因为太多问题而让朋友们等待。伏特加在冰的时候口感最佳。而且我们搭在杯子上的指尖已经将杯子中的冰融化了。

"为了克里斯蒂和鲍勃消防员。"我们干杯了。

第二天我打电话到酒吧后才得知，我点的不是普通的柠檬雨，而是"圣马丁版柠檬雨"。伏特加中加入了酸味的调味剂。只要是学化学的学生抑或是一杯便宜的玛格丽特酒就会告诉你，商用饮料的调味剂中有大量不可以溶解的成分。所以一种奶的衍生品被当做溶剂添加到了酒里。也许只有一点点，列在成分表的第 15 或第 16 位，但就是有那么一点点。

但当时在马丁，我对此一无所知。我知道的是，我刚把杯子放下，食道就开始像火烧一样。究竟怎么了？我忽视了什么？难道杯子被别人的"奶嘴"污染过？

不行，我想。这是属于克里斯蒂的夜晚，来酒吧就是为了给她庆祝。如果在庆祝她的新生活后就呕吐不止，也太说不过去了。

我强装镇定地走去洗手间，两个隔间的小洞穴闻起来像单身派对。与平时不同的是，我不止尝了一小口而是干了一小杯，现在整个喉咙都过敏了。几分钟后，我挣扎着回到桌子。

"朋友们，"我说，"我需要你们的帮助。"

那顿晚餐应该是我请的，但一定是别人在我在外头等着的时候把账结了。我们走去大卫的公寓，但4个街区看起来漫长无比。途中，我拒绝了艾瑞克要背我的提议，也拒绝去医院，希望两粒苯那君能管用。

"我靠，"我跳着脚说，"我什么都没吃呐。"

当走进公寓时，我就冲向了洗手间。朋友们一边在沙发上看电视，一边轮流过来看我。而我却因为一杯酒而只能一直待在厕所附近，感受瓷砖留在皮肤上的感觉。典型的大学生醉酒夜，虽然我几乎没喝什么。

按照我原先的习惯，我一定会说："你能向调酒师确认酒的成分么？"或者，我会试探性地抿一口，然后等待一会儿。但那不是普通的喝一杯，那是一个庆祝派对，质疑或者犹豫都会破坏气氛。这就像在参加晚宴时，你不可能一口都没尝就往盘子上撒盐。这事关信任。

节日也会经常会打乱我们日常的饮食习惯。十月啤酒节？我会喝杯小麦啤酒让自己爽一下。乡村集市？买一些油炸奥利奥。海鲜节？10分钟内咂嘴吃下3打牡蛎是个好主意。这就是你处于节日时被从众心理影响下会做出的决定。

有些食物承载着传统，有些节日本身就是一种食物的制作和食用，如意大利面节、辣椒烹饪赛、达美乐节。甚至我父母准备在家看电影的时候，也会点比萨饼。而我的任务就是在上面热烈地撒上大量足以烤焦他们上腭的辣椒，以完成这个仪式。

而后，我恳求妈妈为我专门做了一份特殊的"比萨饼"：只用加了盐和水的面团做底，用罐头番茄酱配上嫩煎过的洋葱做料。我们把它分成了三份。这尝起来不好，但也不是那么坏，我还可以从厨房接点儿热水，兑上盐和胡椒，坐在壁炉旁"喝汤"。当然妈妈有时也会做肉汤，但是我想成为金宝汤公司广告里的孩子。我假装品尝某种奶油，加上所有的天然调料、水解蛋白以及任何其他人眼里的美味而我视之为毒药的东西。但是，我从来没有吃过几勺看起来像广告商品的食物。

那些让我所眼红的食物仪式都是世俗的，被流行文化、地理因素、时代因素所影响。而那些被严格章程化的宗教仪式，则会对有食物过敏或其他饮食限制的人造成巨大的排挤。大约在2001年，波士顿罗马天主教堂（仅次于纽约的大主教区）发表教令，以米饭制作的圣饼不能代替以小麦制作的圣饼——对不能消化小麦的教徒也不例外。

圣餐礼这个传统起源于最后的晚餐这个故事。耶稣吃了没有发酵的小麦面包，并和他的信徒分享了葡萄酒。而这个故事在做礼拜时再现，天主教徒认为他们嘴里吃的面包是救世主的肉，嘴里喝的酒是救世主的血。东正教则用不发酵的葡萄汁和小块的发酵面包做为圣餐礼。而西化的基督教，包括罗马天主教以及用拉丁式礼拜的天主教，用没有发酵过的面包做圣体（仪式中表示耶稣圣体的面饼）。教会对圣餐变体的态度十分严肃。而马丁·路德对此的质问，以及对此的否定也是促成新教改革的诱因之一。圣餐礼是一个特别复杂的仪式，在未接受圣体前，亲朋好友要聚在一起伴着孩子诵读圣经声观礼。

天主教派的基督教会规定那些不能食用圣体的人可以选择"低麸质圣饼"。美国天主教联盟（USCCB）甚至还规定了替代物，密苏里州的克莱德郡的神圣永祷会发展了这种方式，并且得到了《无麸质生活》这本杂志的宣传，可以通过邮件向教会圣餐面包部申请。但你参考我对那杯含有极少"无脂奶粉"的酒的反应就可以知道，对于过敏者或者麦胶性肠病患者即使是极低量的低麸质面包也是难以接受的。不喝朋友的订婚酒只会搞坏派对的气氛，而不吃圣体则是对主的背叛。

在一些拉丁式礼拜的天主教圣餐中，你想独享葡萄酒（救世主的血）是会有难度的。而如果共享圣杯里的酒，那么这杯酒就会很快被吃过圣饼的嘴所污染。信仰对酒有一种偏执，而做为最后一种折中方式，教会宣布主教可以同意教徒饮用 mustum（一种酒精含量非常少的葡萄汁）做为代替。如果你连这种葡萄汁都不能喝，那教会只能对你耸耸肩膀，表示冷漠了。

"教会对此也无计可施，要么就推荐'心灵圣餐'。"这是对于美国天主教联盟在常见问题中列出的回答，"为什么？因为教会认为除了全麦面包和葡萄酒外没有东西可以成为圣体。"

许多教区采用了这种应对方式，牧师制作了无麦面包并用铝箔纸包裹使其不受其他面包的污染。但是这种方式只能悄悄进行，不能成为一种礼仪，而且事实上这是违反礼仪的。梵蒂冈并未对此视而不见，1994 年颁布了一系列的规定，其中的一条是："特殊的圣饼（不含麸质）在圣餐中是无效的。"而这条规定的制定者是后来的红衣大主教若瑟·拉青格，而后又成为了教皇本笃十六世。

在波士顿论战期间，一位圣母基督教教区的牧师在面对美联社的采访时说："我们许多人一起分享一个面包，从而我们和基督合为一体。我们不能为不同的人制作不同的面包，因为其中包含着神学。"

那么怎么向那些对麸质过敏或麦胶性肠病的小孩解释，他们和别的孩子一样在主日学校认真学习了 2 年，最后却因为他们体质特殊而被排除在外，只能站在一旁看着昔日的伙伴摊开双手去接圣饼。

在最近的 5 年里，随着人们对其关注加强，圣餐礼变得人性化了，而且也向更人性化的方向发展。但这始终存在一个问题：教会的首席神学家将如何处理神学和人的关系。在梵蒂冈的教条中似乎暗示着，过敏是一种对意志力的考验，而不是一种障碍。那些有真正信仰的人能够想办法每周吃一点、喝一点他们所过敏的圣餐。如果教会不是这样认为的，那么替代物又是什么东西？难道一些信徒生来就不适合成为基督徒？

一些家庭在面对孩子健康和教会教条起冲突的问题时，他们选择了离开信仰。而这些流失的天主教信徒被一些没有如此苛刻圣餐礼的教派吸收，如卫斯理宗、圣公会、福音路德派。路德教派教规第 44 部分"恩赐的方法"中说明："因为健康原因……允许教堂会众放少量无麦面包、不含酒精的葡萄酒或者葡萄汁在神坛上。但这种决定必须慎重，要既尊重教堂的传统，又照顾到每个会众。"而这种形式的基督教中，圣餐中意义非凡的部分是耶稣的在场，而不是全麦面包或葡萄酒。

也许恪守几世纪流传下来的礼仪是非常重要的，就像在弥撒时使用拉丁语这种早已消失的语言。我从未去过天主教堂，所以我也不能妄下断言。而我所了解的圣典是小学时候的生日会。

几乎每个礼拜，班上都有一位同学站在讲台前接受我们为他（或她）而唱起的生日歌。而后，我们坐在座位上，这位小寿星就会捧着一个大的特百惠食品盒绕着教室分发杯子蛋糕。而每当要分到我时，都会出现一种令人尴尬的沉默。而这种沉默提醒老师从一个放着亮片和纸巾的储物柜中拿出一包榛子，那是我妈妈来学校第一天放在那儿的。

12 颗榛子。精确的 12 颗榛子倒进我手里。我把它们笔直地排列在课桌上，并问有没有人想要。但是没有人想要。

我努力跟上其他孩子吃蛋糕的节奏。当他们舔掉蛋糕上的糖霜时，我吃掉 3 颗；当他们大咬一口软软绵绵的蛋糕时，我再吃掉 3 颗；当他们开始吃纸杯上残留的蛋糕时，我又吃掉 3 颗。而最后的 3 颗，我留到当老师开始收走吃剩下的纸杯时，用后槽牙慢慢研磨。

当我过生日的时候，我是不是拿着一大袋榛子每人发 12 颗呢？当然不是。我虽然一口也不能吃，但也乞求妈妈用邓肯海恩牌的蛋糕粉做杯子蛋糕。吃不吃蛋糕不是重点，对我来说，和其他人一样抱着一大盒蛋糕绕着教室走一圈才是重点。

我也喜欢参加每年万圣节的"不给糖就捣蛋"活动，虽然我只能留下棒棒糖、口哨糖和葡萄干。我大概是弗吉尼亚唯一一个收到葡萄干还欢呼雀跃的孩子了。而这也是我在情人节会买好时巧克力的原因，而且还得注意挑选那些锡纸完整的。我想和其他孩子做一样的事情。那些只能喝圣酒而看着其他伙伴吃圣饼的孩子应该也有和我一样的心情，那些不能理解这些孩子的神职人员就忽视了这种心情。

是仪式的步骤使它们具有价值？还是在牺牲一些教徒的条件下也要保持仪式的完整性使其具有价值？如果真是这样，我是不是也要在情人节去买两盒葡萄干呢。那是一个滑铁卢。下次你就会收到贴着"永远爱你"字条的烤鸡了。

······

很多种仪式化的食物。圣餐依靠的是神秘的力量，而日常生活中我们借助的是秘方的力量。

"天哪，"吮吸着手指的你在晚餐上赞叹道，"这真是太好吃了，你在里面加了什么？"

"这是我的曾祖母从古老的国家带来的秘方，"女主人这样回答道。如果你向她要秘方，她就会将一根手指按在唇上，笑而不语。

小时候我的世界和神秘调料隔绝开来。妈妈会用放大镜仔细研究每一瓶调味料的成分表。而爸爸则会突击检查厨师备菜的全过程。

而后我进入了弗吉尼亚大学。如果说大学是连接儿童世界和成人世界的桥梁，那么它也是连接我和那些人造神秘物的桥梁。

我们既想坐在感恩节的主餐桌上等待节日的到来，又没有放弃去后院树屋的兴趣。

于是，我们创造了社团。我们为了保守秘密而制造秘密。弗吉尼亚大学有过剩的秘密社团，包括动物协会、第七社团、紫色幻影社。它们消耗着学生们的奖学金，在地上画着社徽，在每年杰斐逊①的死祭上献上花圈，而且成员的名单都是保密的。人们唯一知道关于第七社团的事是，在一名社团成员葬礼的那一天，学校的大钟敲了七下。

我参加了不那么神秘的杰弗斯文学社以及辩论队，史上曾有伍德罗·威尔逊任会长、爱伦坡任秘书——当然不是同一时期；还赞助了华盛顿纪念碑的一块基石。杰弗斯文学社有很多仪式，其中一些非常简单，例如，有两年是我们在西翼聚集之后必须要在大厅枝形吊灯上的"星星"点亮之后才能开始聚会。而另一个传统是官方饮料——柠檬威士忌酒，每周五社团聚会之前（下午5点左右），由"7号室友"②主持小酌。

而这种酒的秘方是最高机密，总是在每任"7号室友"之间相传，从未外泄。作为刚进社团的成员，我没有询问酒的配方。我非常渴望和其他伙伴同饮这社团之酒，而不是只能眼睁睁站在一旁喝着装腔作势的金酒或平淡无奇的姜汁汽水。但是第四年，我的一个朋友被提名为"7号室友"。我看到了事情的转机。

"艾思顿。我能不能知道这种酒的秘方？"

"不行。"

---

①　杰斐逊：美国第三任总统，参与起草《美国独立宣言》。
②　特定名称，类似"社团常委"。

我早应该知道一个后备军人学生党对命令的恪守。

"艾思顿，三年来我从没有喝过这酒"

"如果我告诉了你，我就不得不杀了你。"

最后，我们达成了妥协。艾思顿会发给我一张成分单，里面包括了那种酒的秘方，但同时也有大量其他不相干的配料。这样，我就可以在不知道秘方的情况下，知道这种酒里是不是含有我过敏的物质了。而这张单子就像这样发到了我的邮箱。

酸橙汁

雪碧

绿薄荷

辣酱油

玉米淀粉

七喜

济马酒

苏打酒

橙汁

肉桂

黄原胶

苦酒

糖

墨西哥辣椒

葡萄柚汁

柠檬汽水

苯酚

洁净盐①

罗勒

弗罗斯卡②

就是这个——葡萄柚汁。一年前，我和父母在旅行途中，在一家欧洲风情的早餐吧点了一杯橙汁，却被意外倒了一杯葡萄柚汁。我刚喝了一小口就感觉胸口被一个巨人掐住，抓牢我的心脏用力一挤。我扔下水杯，深深吸了一口吸入器。这也许并不说明我对葡萄柚汁过敏，但这足以让我这辈子远离它了。

这种反应表示我过敏了么？在当时，我在吃阿司咪唑③。而这种药后来被发现会和肝药酶抑制剂 CYP3A4 发生潜在的致命反应而被撤出市场。而葡萄西柚汁中就含有这种物质。

当阿司咪唑消失在我的世界里，并且知道自己对柑橘类水果不过敏时，就没有理由再回避葡萄柚汁了。但这只是理性的思考。而事实是，在有了那次经历之后，我将像对待其他过敏原一样，把葡萄柚汁打入冷宫。当一位朋友直率地问我能不能吃葡萄柚时，我回答：

"不。"

"你对它过敏？"

"嗯。算是吧。它有一次引发了我的心脏病。"

葡萄柚汁不仅仅是让我忌讳，它看起来也像是真正的酒方，不像苯酚和弗罗斯卡。也许该再尝试一下了。但是脑袋里总会浮现出我试了一口后昏倒在 7 号左翼大厅地上的情景。不，葡萄柚

---

①　洁净盐：无添加剂的天然盐。

②　弗罗斯卡：Fresca，一种薄荷汽水。

③　阿司咪唑：又名息斯敏，第二代抗组胺药。

汁还是待在冷宫里吧。我还是维持老样子吧。万一被遗忘了，我就得分外努力地在那个周五的晚上（17：29）挂起枝形吊灯上的"星星"了。

秘方看起来对过敏者都太危险了，而我也精疲力竭了：从好的烧烤到坏的奶豆腐。但我想这些秘方会有公之于众的一天的。

就拿肯德基来说，哈兰·山德士用十一种未知的香料来做调料，赋予了鸡肉与众不同的风味。但我对此有什么样的经验呢？答案应该是"无"。我的父母不会冒险给我吃用不明调料和油制作的炸鸡，更何况炸鸡还有可能会被袋子里的黄油和土豆泥所污染。

就像大多数人一样，我受制于一个大家庭。我拜访叔叔阿姨在弗吉尼亚西部的马场时发现，他们往往是以肯德基当做食物的。这对于有 5 个孩子的家庭来说是十分方便的。当每个人都在大快朵颐时，我在一旁努力地劝说妈妈让我尝一下，即使要挨一针。

妈妈给我挑了一块最大的鸡胸肉，把它变成了"桑德拉之友"。即撕掉外面的脆皮，除掉沾上奶油的鸡皮以及最外层的鸡肉，剩下来能吃的只有连着骨头的一点儿肉了。即便这样，我还是很高兴地把它接到盘子里，就像小知更鸟从它妈妈嘴里接过被嚼烂的食物一样。

关于肯德基的一切都要追溯到 1930 年。在肯塔基州的科尔宾郡，哈兰·山德士开始在他的汽油站旁卖炸鸡。炸鸡吸引来了稳定的客源。1936 年，州长鲁比·拉冯路过品尝后，大赞其美味，并授予哈兰·山德士"肯塔基上校"的荣誉以承认其厨艺。

山德士上校的纯手工炸鸡每30分钟才能炸好一块。生意做大了以后，山德士买下了附近的一个汽车旅店并把它改建成了饭店，以提高其烹饪效率。1939年，他采用了压力炸鸡锅；1940年，神秘的吮指原味鸡诞生了；1952年，他找到了来自南盐湖和犹他州的合伙人，开了第一家肯德基专营店。接下来的10年，肯德基席卷了全美国。

1964年，哈兰·山德士卖掉股份离开了公司。在一些采访中，山德士不承认肯德基的炸鸡秘方，而这是一个重要的信号，显示着当肯德基越开越多时，山德士对其的掌控力越来越弱。记者乔治·瑞泽尔描述了上校的好友，也是麦当劳创始人雷·克罗克转述上校的话："我拥有世界上最棒的炸鸡秘方，那些混蛋千方百计地把它拿走，然后发展它，最后毁掉它。"

理论上来说，秘方应该还在一张泛黄的纸上，上校用潦草的字体在上面记录着成分和用量。起初，它被锁在文件柜里，而后被电脑保存了下来。公司领导人宣称为了防止线上工人知道秘方，调料的每一部分都是在不同的地方制作完成的。

讽刺的是，成也吮指鸡块败也吮指鸡块。当肯德基受欢迎到开遍超过85个国家之时，他们为了迎合更多顾客的口味而开始改良核心配方。他们提供了用原始配方做调料的烤鸡和一种加了双份调料的"超级脆"。我好奇地特意分析了一下"著名碗"（Famous Bowl）这个餐点。这种改良的牧羊人派包含了土豆泥、肉汁、玉米、鸡米花以及芝士，其中至少有4种材料会让我过敏。在印度，香辣口味的鸡块更符合他们的胃口。而在台湾地区，蛋挞和莲藕沙拉更受青睐。

仿佛可以听到在 1980 年逝世的山德士上校为此从坟墓里发出的抱怨声。

为了迎合市场，完整的山德士上校秘方已经和它的准备仪式一样消逝了。有些人说，他炸鸡的一个诀窍是，下锅一分钟后，在高温中适当地翻动炸鸡，而现在的自动油炸锅是做不到的。当然，一些口味消失了，因为其被公共权益中心下属的拉夫尔纳德中心起诉了，它宣称使用氢化食用油是对公众健康肆无忌惮的威胁，并且强制肯德基在 2007 年 4 月之前将全部连锁店使用的油都改换成不含反式脂肪酸的大豆油。

1983 年，威廉·庞德斯通出版了《揭秘》（Big Secrets）一书。在书中，他开始揭开美国那些"不可思议"的面纱，还断言许多的"不可思议"只不过是自吹自擂的商业炒作。他揭露了肯德基面糊的配方仅仅是面粉、盐、黑胡椒及谷氨酸钠（MSG）。其中，谷氨酸钠就是常说的味精，能够提升风味，是让人着魔的中餐调味品，人们开玩笑说它总能让你每隔半个小时就觉得饥肠辘辘。不管吮指原味鸡的原始配方是什么，它已经以便宜的原料和简单的配方而被销售了。

庞德斯通还揭开了可口可乐的神秘面纱，指出其成分是香草精、柠檬油及酸橙汁。如果我是对酸橙汁过敏的人，我永远也想不通可口可乐为什么会让我的喉头发痒。对此，我要感谢庞德斯通。想到当年哈兰·山德士费尽心血创造的秘方如今却付之流水，我除了哀悼也无能为力了。究其原因，我也有一定的责任。对食物过敏的人对一切的秘方都怀有敌意，而国会为我们制定了法律。

······

20 世纪，食品商开始大量出售事先包装好的食物，这使我们失去了沿途细查今天面包上刷的鸡蛋液是否新鲜的机会。面包中有 4～14 种原料，其中包括一些延长其保鲜时间的化学添加剂。现代厨房里充斥着拉罐苏打水、冷冻食品及其他一些包装好的食物，而这些包装让我们难以判断食物的产地和原本的样子。

拉尔夫·纳德在《化学大餐》的引言中引用了一篇 1970 年由美国法规事务部律师吉米·特纳所写的针对食品药品管理部门的评论文章，由此纳德发出对商品食物标签透明性的要求。"食物是离我们最近的商品，"纳德说，"但为什么我们对吃到肚子里的食物的了解反而不如我们对狗粮的了解。"

20 世纪 70 年代中期，食品药品监督管理局（FDA）颁布了关于商品标签的准则，要求以其基本营养成分来描述蛋白质、脂肪、碳水化合物等。一些企业因为公众对食品安全的兴趣剧增而遵守该准则。毕竟，这是理查德·西蒙兹的辉煌时代。在他成为众所知周的减肥教练之前，他的真名是米尔顿·迭戈·西蒙兹，卖过新奥尔良果仁糖，做过美国广告达人，当过比弗利山庄的管家。身穿施华洛世奇斑点上装，配上一条糖果纹海豚戏裤，有各式各样毫不相关的能力，这就是他的形象。整个国家因他而疯狂奔跑起来，一边跑一边计算着卡路里。

我们现在所采用的标签制度是直至 1990 年《标签教育法案》颁布时才形成的，那年我 10 岁。从此，自愿改为强制：所有的加工食物以及所有供求量排名前 20 的水果、蔬菜、鱼类、贝类、营养成分必须被公开，包括饱和及不饱和脂肪、糖和盐。随后，在 1993 年，农业部把肉类、家禽类及蛋类也加入其中。

也许因为许多消费者都掉入了迅速发展的减肥市场所设的圈套里，他们总是反复强调"低热量""无脂肪""低脂"及"少脂"这些词。不过，法案也并没有对他们日益长粗的腰身有所助益。也有一些食物被豁免了，其中包括关于婴儿的配方以及一些成分不明的小商品，这种小商品以零售的方式以每年近 50 万美元的交易量流入市场，包括"香料、调料和食品色素"。

这种例外在当时并没有引起人们的注意。为了像"新奥尔良香辣调料"这样的小东西而出一份联合声明有一点儿小题大做了。而且，检测量不可能只是一撮、一捏或一点点。同样，意外添加物和生产辅助品也不在此列。这些漏洞会引发许多问题。

1996 年，当美国食品药品监督管理局（FDA）收到大量关于消费者接触到含有其过敏原的食物而导致过敏的报告时，该部门发出了"过敏警告信"。谁是罪魁祸首呢？数不胜数的天然调料中含有黄油；一种人造黄油会被当做辅料涂在烤盘上；在日式调味酱里会有虾或蛋的碎末。

在这封由美国食品安全及应用营养中心主任弗雷德·申克所写的信中提出，生产商们"错误地将一些原料当做不重要的成分"。配料中的附属物的确可以不列在成分表里，但任何最终起作用的成分必须在成品的标签上注明。例如，鱼柳是用面包碎加鸡蛋拌起来的，那么在成品标签上除了"面包碎"之外也要写上鸡蛋清。申克竭力主张生产商把一切可能成为过敏原的成分（色素、调料、香料）都注明。

　　圣餐礼把宗教领导人和过敏的人分成两个阵营。而标签却把过敏的人和那些有忌口的宗教教徒分到了同一阵营。例如，伊斯兰教教徒不吃猪肉，印度教教徒不吃牛肉。在我小时候，还没有如此清晰准确的标签，我妈妈会提醒我去吃那些被她标记着 D 的东西，而 D 代表不含奶。

　　2003 年的 *Daf Hakashrus*（一份犹太报刊）刊登了一篇拉比·加夫利尔·普莱斯的文章，题为《东正教联盟批准注册的原料》。在文章中，普莱斯以 β-胡萝卜素为例，说明了隐藏成分的复杂性。β-胡萝卜素是一种黄色或橙色的食品添加剂，常用于人造奶油的染色。因为其并未对成品（如曲奇）造成影响，所以被当做了次要添加剂，按现有法律规定无需列明在食品标签上。但 β-胡萝卜素的水溶性非常差，在其水分散的过程中会加入明胶，而明胶可以从鱼肉、猪肉或牛肉中提取。这就存在食物被污染的可能。对于犹太教来说，食用猪肉或非犹太教方式屠宰的牛肉都是不允许的。

　　β-胡萝卜素也经常被用作果汁饮料的添加剂，而这也是为什么在饮料的包装上会出现犹太教洁食的标志。你会发现 Sunny Day 果汁公司一直在使用明胶。当其改名为 Sunny D 重新上市时，公司宣称已经不使用明胶了，从而错失了宣传其使用鱼骨制明胶的机会。

　　回到 2003 年，普莱斯怀疑 FDA 的标准不能满足犹太教的饮食。在加工厂里，"空气里传播着大量的微粒，而这些微粒不可避免地污染了食物……但这些都因为'不重要'而未被要求写入标签里。"他接着说道，"奶制品的成分以及设备的污染程度对于犹太教洁食是非常重要的因素，却从来没有在食品药品部门的考虑范围内。"

"从来没有进入考虑范围"这句话有点过。2003 年，随着麦胶性肠病和花生过敏情况的剧增，人们开始重新考虑如何定义"不重要等级"这个问题。而在文章被发表的一年后，也就是2004 年，美国政府就出台了"食品致敏原标示及消费者保护法案"。该法案要求美国卫生及公众服务部提交了一份国会报告，分析"在加工生产过程中，主要的食物过敏原是怎样在非故意添加的情况下接触到食物的"。并且该部门还被要求开始监管食品的生产加工过程，确保减少甚至消除食物间的交叉接触。这也许并不能完全达到普莱尔提出的标准，但确实是一个开始。

该法案的首要功能是正式提出美国超过 90% 的过敏都是由这八大食材引起的：奶、蛋、花生、坚果、鱼、贝、大豆以及小麦。而这八大食材的提出，弥补了原本存在的漏洞。它们的存在不能因色素、调料、香料而被忽略。如果食品中使用了干酪素，则在商品标签中必须注明"干酪素（奶）"或者"含奶"。

一些特别的过敏原必须被具体标明，如要注明是"腰果"而非笼统的标注"坚果"。用于涂烤盘的卵磷脂不再被"生产过程"忽视。根据对过敏原以及过敏反应的研究调查而起草的法案，规范了饭店、商店及学校食堂，从而减少了食物过敏的发生。

行政系统有其滞后性。而《食物过敏原标签和消费者保护法》（FALCPA）的实施也异常缓慢。早在一年前，美国国会就通过了关于严格标明"反式脂肪酸"的法案。但考虑到重新修改配方和重印标签的工程巨大，美国食品药品监督管理局直到 2006

年1月才正式开始实施该法案。

2006年2月，媒体发现麦当劳将"含奶及小麦成分"添加到了其薯条的成分表里。为此，美联社采访了当时的麦当劳全球营养师卡西·比尔卡（这个职位来自麦乐鸡的广告歌），比尔卡证实了在使用的食用油中有一种添加剂含有"奶及小麦衍生物"。但她马上澄清这种衍生物中不含蛋白质，而且她还建议，如果对奶制品过敏的人之前吃过麦当劳的薯条而没有过敏反应，现在一样可以食用其薯条。

"从技术上来说，它不含过敏原，"她说，"这是科学进步的一个表现。"

麦当劳产品出现问题也不是一两次了。1990年，麦当劳宣布用纯菜油来替换牛油。但在2002年，一纸来自素食组织的诉状就让其赔了1000万美元，这是因为其还在使用牛油。而后，麦当劳改变配方的承诺使其陷入了炼狱。因为他们害怕改变经典食物的口味。但就像山德士上校的炸鸡一样，总有一些东西会一去不复返。

2006年的一些新闻报道让我哭笑不得。孩提时代的我并没有许多食物上的仪式。我只有一些"普通孩子"的坚异行为，以便让自己感觉还是他们当中的一员而感到舒服一些。除了我，谁还会把12颗榛子笔直地排列在桌子上，而看着小伙伴们津津有味地吃着蛋糕；除了我，谁还会在感冒时吃着家制清汤中的洋蓟，而不能来一罐金宝汤。

有一种仪式让我感觉自己和其他孩子一样。在10岁以前，我每周打完针后都会得到一次奖励：去过敏专科医院旁的麦当劳。那里对我来说犹如童话世界，室内的旋转木马上坐着奶昔大哥、汉堡神偷、大鸟姐姐以及麦当劳叔叔。这时，我总是点一份装在樱桃红纸杯里的薯条。

为了防止奶制品过敏，每周我都需要被打一针。随后，我每次得来的奖励都会被牛肉所污染。

也许是薯条中过敏原的含量非常少，也许是那家麦当劳比其他店更早使用菜油。但我们也应该保持警惕。因为很多次我吃了薯条就反胃，我的身体拒绝消化油脂，每20分钟我就要跑一趟厕所。可是，我们仅仅认为是邻桌的汉堡污染了我的薯条。即便是我非常谨慎的父母也会有疏忽的时候。

我还能说什么？这就是我的仪式，而且是一种强大力量的仪式。

第四章　花生大恐慌

被麦当劳背叛之后，我花了很长时间去寻找下一个伟大的快餐薯条。温蒂汉堡（Wendy's）的薯条太平淡无味。阿贝（Arby's）的薯条虽然卷曲着招人喜爱，但是它烹饪时用了过多的大豆油让我的胃翻腾不已。幸亏我的男朋友每周都要追寻他最爱的培根芝士汉堡，我才发现了五小伙汉堡薯条店（Five Guys）的手切带皮薯条，量足，油和咸度恰到好处，每次都能吃到最后一根，根本停不下来。

第一次去的时候，我发现店前门上有一个小告示牌，上面写着：每一家五小伙汉堡薯条店都提供散装花生。店家让顾客把柜台前的带皮花生当做小吃，可以在等待点餐时食用。当时我并没有多想。但是在我第二次去的时候，一张印有粗体字的打印纸也贴在了告示牌上，写着"由于本社区一些儿童可能出现严重的过敏反应，请勿将花生和花生壳带出餐厅"。这引起了我的注意。

公共场所对于花生过敏的意识渐渐觉醒。华盛顿国民队（包括波士顿红袜队、圣地亚哥教士队、西雅图水手队及其他大联盟的球队）会在每个赛季指定一些不许吃花生的看台区域。有时候，一些小联盟比赛的整个体育场都禁止吃花生，包括烤花生、花生巧克力和士力架。体育场工作人员会在入口处设置安检，检查观众的包中是否有花生一类的违禁品。

花生禁令犹如野葛一般蔓延开来。幼儿园里也禁止让孩子做花生黄油松果喂鸟器。酒吧的干果篮里也没有了花生的踪迹。2009 年，威斯康星州公共设施部寄信给麦迪逊市中心办公室，要求不要喂松鼠花生。因为议会大厦前的草地上散落了很多花生壳，官方人员担心来旅游的儿童中会有人发生过敏。

这些担忧从何而来？儿童过敏问题的严重性呈上升态势，特别是花生引起的过敏。2009 年 11 月《儿科》期刊上刊登了一篇名为《美国儿童因食物引发的过敏》的研究论文，其根据对 2005～2006 年的医学记录的调查，揭示了对花生过敏而产生 IgE 抗体的发病率为 9%。值得注意的是，这里并不是指 9% 的儿童会对花生过敏，只是利用食品摄取实验来检测抗体是否确实起反应。但是看来，儿童敏感级别还是有显著升高的。

一些人试图对这些数字置若罔闻，认为这是雅皮士[①]想象、夸大的产物。在乡间的戏谑中，"儿童死于一颗隐藏的花生"的可怕程度已经超过了"死于苹果里隐藏着的刮胡刀片"的程度。在城市里，过敏的发病率也在慢慢攀升。在 2009 年的另一项研究中的血样化验显示，相对于白人儿童，非裔儿童的花生敏感免疫球蛋白抗体的携带率会高一倍，虽然拉美裔儿童总体的患病率是最低的，但是和去年相比增长幅度是最大的。

---

① 雅皮士是指西方国家中年轻能干有上进心的一类人，他们一般受过高等教育，具有较高的知识水平和技能。——出版者注

杰琪·克莱格·杜德女士曾为《少了什么都能活》^① 这本杂志做过一次专访。她是美国参议院克里斯多夫·杜德的夫人以及两个孩子的母亲。其中一个孩子格蕾斯对多种食物过敏。她分享了一个关于格蕾丝花生过敏的故事：

一次，我带着格蕾丝和她的小妹妹坐飞机。空乘人员通知乘客，在飞行期间不允许吃木本坚果和花生。起飞后，坐在我身后的一个女士对此大为光火。我带了很多好吃的，想把我带的食物分给她和她的孙子，但是她没有接受。在飞机降落的过程中，她给了她的孙子一个花生酱三明治。几分钟后，格蕾丝就开始呕吐了。我一个人照看着小女儿，而大女儿却发生了严重的过敏反应。飞机着陆后，我们就直接去了医院。

显而易见，这个故事里的"反派人物"是那个私自携带花生酱的女士，但是我发现自己还是无法停止思考事件背后的暗示。杜德夫人孩子的这次过敏反应是怎么引起的？是由于花生酱的气味吗？还是花生油在几分钟之内通过接触性传播传到了孩子这里？还是她的座位区域内有旧面包屑而被她碰巧吸入？还是自己带的零食中有致敏物质的存在？

如果那个女士的孙子也有类似的过敏反应怎么办？我也想到自己在长途飞行中以花生酱三明治或者花生酱椒盐脆饼干充饥。即使是以防过敏著称的飞机餐，沙拉中也会有黄瓜、成本低的甜瓜和其他水果。对于杜德夫人所说的提供的"很多好吃的"也许会有一些自以为是。试想一下这样的情形，有人为我妈妈拿出一袋墨西哥玉米片或者是一块自制的巧克力蛋糕，热心的路人自然

---

① 一本迎合食物过敏人群、麦胶性肠病患者和其他忌口人群的杂志。

会认为对于饥饿的小孩而言这是雪中送炭，但是却通常不能够顺利送达。

我听那些"公共场合无坚果主义"的拥护者这样说过："没有坚果，谁都能挺过一顿饭、一场比赛或者一次飞行。"我想这是真的。但是，如果八大过敏原代表团都要求同等待遇，是否每一次都要在公共场合消灭鸡蛋、乳制品、贝类？难道这些人想要保护自己孩子的权利和心意就比"无坚果军团"更弱吗？

在 2009 年揭示了花生敏感 IgE 抗体的发病率为 9％的那份报告中提出，牛奶敏感抗体的发病率为 12％。我有好几次在电影院看电影的时候因为离邻座的黄油爆米花太近而发生过敏反应。我的视野会模糊，开始呼哧呼哧地喘气。我也没有想过要去和电影院经理商谈开设无爆米花专场电影。在飞机上，当旁边的人拿着加州比萨厨房的食品袋坐下时，我确实也面色发白。在接下来的几个小时里，我将头转向相反的方向去呼吸，确保对方带油的面巾纸不会落到我的托盘上。但是无法去要求一个禁止比萨饼的航班。

为什么这一代的儿童会生长在为了消灭一颗花生而不惜兴师动众的信条之下呢？

"孩子不希望感觉自己是特殊的。"珍妮·卡尔斯肯定地说。这位芝加哥作家是两个孩子的母亲，并且是"无坚果妈妈"博客的作者。我们正在通电话，谈论着日渐严峻的儿童食物过敏问题。她已经决定要让自己的女儿感觉到安全，同时不会产生孤立感。卡尔斯和她的丈夫都没有过敏问题，所以当他们的孩子亚历山德拉从很小就对坚果食物表现出排斥的时候，他们认为只是个人偏好的问题。

2004年，老师强迫这个4岁大的孩子咬一口幼儿园提供的花生酱三明治午餐。来接孩子放学时，卡尔斯发现孩子的眼睛肿了，身上起了荨麻疹。她问负责人为什么没有打电话告知孩子出现了这样的问题？对方回答道："你总是要来接孩子的。"学校官员称亚历山德拉也许有未经诊断的过敏症。当卡尔斯开车去药店买苯那君的时候，她女儿的过敏反应变得严重了，先是呕吐，然后出现了晕厥。

卡尔斯说："我从来没有遇到过这种情况。"虽然女儿现在看上去"很健康"，但是检查确认她对花生和木本坚果过敏（产生IgE）。从此全家都改变了生活方式。为了让女儿远离过敏原，他们也把她转到一家更注重防护过敏的幼儿园里。

很多教育学家想不到那些食物成分会以数不清的方式与学生见面：面粉会在培乐多彩泥游戏中出现，鸡蛋用于蛋彩画，一些好心人捐赠的保湿型香皂中有可能含有大豆蛋白、黄瓜提炼物或者腰果油。

以埃尔默牌胶水为例。现在也许它采用了无奶配方，但是多年来，它都使用酪蛋白（一种牛奶的衍生物）来做黏合剂。它的母公司波登公司最开始是乳品行业的。奶牛埃尔希是一头从康乃迪克州购买的真的奶牛，后来被推广为波登公司的非官方吉祥物。它的"丈夫"是一头名为埃尔默的公牛，后来成为波登化学分部的吉祥物，这就是埃尔默胶水的由来。

卡尔斯成为了她所说的"食物侦探"，总是在探查隐藏在食物中的危险，并用博客来分享她的发现。她的主要追随者也是那些家中有过敏孩子的妈妈们，每周会更新 2～3 次，内容包括最新的医学研究、安全度过假日的小窍门以及最新的无坚果食品品牌的评价。但让人头疼的是，生产厂家为了应对食物过敏问题往往顾此失彼，就像很多家长为了保护对面粉过敏的孩子一样。例如，无麸质烤制的食品经常用坚果粉来做替代品，但这对于坚果过敏的孩子就不适合了。

卡尔斯说："我被无麸质食物吓怕了。"坚果粉在饭店里也大行其道，这也是日渐严重的问题，在全家外出吃饭的日子里，他们通常会在点餐前再三询问，以确保食物都是亚历山德拉能够接受的。

她承认："这样会让自己在生活中舍弃一些东西。"

卡尔斯发现，与其承受被过敏原侵扰的危险，保持家中"无坚果"变得更简单。就像我的妈妈不会把牛奶放进冰箱里一样，多年来，我的父母在沙拉中也从来不放奶酪。

卡尔斯的丈夫有时会在工作日的午餐放纵一下，偷吃一些买来的多花生的泰国食物。这就意味着，他接触这些食物后，直到做到全面清洁之前，都要和女儿隔离。

卡尔斯说："亚历山德拉曾经问我丈夫为什么去买有花生的食物？"我了解女儿的那种类似受到背叛的感觉，特别是在她才10 岁的时候。当我爸爸曾经在加油站商店买草莓奶昔时，我也会有类似的感觉。

为了继续让他们的女儿远离坚果，卡尔斯夫妇选择了一所能够让孩子中午回家吃饭的小学。但是享受这样的自由有一个条件，当亚历山德拉想要在学校吃饭的时候，那里没有"无花生餐桌"，而其他有些学校会有这样的设置。无论她如何小心地去选择座位，但是孩子在食堂里跑来跑去，很难做到不接触过敏原。

想起我在学校时曾经多次吃饭吃进校医院，再想起那些我听过的关于花生过敏的可怕的故事。我询问了后来她过敏到多严重的程度。她母亲的回答让我感到吃惊，但是并不是我预想的那个方向。在亚历山德拉被确诊后的五年里，卡尔斯承认进行了"生活方式改变"后，女儿过敏症发作的次数为零，一次都没有过。

我和卡尔斯继续煲着电话。她告诉我，女儿在吃过一次中式面条后，脸上长了红疹。换句话说，即使没有一次确诊为过敏反应，但证据表明他的木本坚果过敏仍然是一个威胁。听着听着，我突然意识到，这个家庭是根据过敏反应来进行判断的，一次插曲就会进行一次生活方式的改变，一次插曲也许就定义了一年的时间。

从小到大，我不是根据"确诊的过敏反应"，而是根据"起了反应"来判断的。也许频率快至每周一次。试错法已经是我生活的方法。并不是我的父母粗心大意，他们只是对于我的选择有不同的理解。

"为什么学校不能有一张无花生餐桌呢？"卡尔斯问到。尽管她不支持学校禁止花生（这不太现实），但她希望食堂能够对以坚果为基础的食物的销售有所节制。她对于学校没有生日餐感到如释重负。"谁都没有的话很好，并不是只有我的女儿没有。"

我问她对飞机餐有何感想。卡尔斯停了一下，在短暂的沉默中，我听到了很多有过敏困扰妈妈的犹豫：我是根据自己的孩子和自己的经验在说话，还是在为所有的过敏症儿童挥舞大旗？

她引用了杰夫食物过敏研究所的主管休·桑普森博士的研究成果来解释高空环境下的危险。人接触蛋白质会引发过敏反应。对于那些分成单人份的飞机食物，磨粉和分装加工过程司空见惯。蛋白质会变成粉末附着在包装上。如果你在吃薯片的时候会有一种舔手指的冲动，你就会知道我所说的是什么了。机舱中的空气是加压并循环利用的，所以那些坚果粉末一旦释放就无处可去。桑普森博士的研究发现，如果多名乘客同时打开包装，产生的蛋白质粉末极为可观。

经常被引用的一个例子就是 1996 年梅奥诊所的一项研究。梅奥诊所在商业航班的空气过滤器中发现了大量的坚果蛋白质堆积物。这项研究就像过敏领域其他的研究项目一样，因为样本相对小（两架飞机，更换过滤器后的飞行时间为 5000 小时）而受到质疑。但是仅以这一点微薄的证据，再加上无坚果军团施加的压力，足以说服运输部立项调查，以研究在商用航班上开设无坚果区域或者完全禁止花生类食物的可行性。

之后，美国航空公司和美国西北航空公司勉强同意把食物换为椒盐饼干，但其他航空公司没有退让。美国西南航空公司认为，包装的坚果食物是其十分重要的市场策略。他们低开销的结构包括开放式座位，同时也坚称缓冲区的设置是无法持久的。有些时候，这些决定是由那些商业政治家做出的。达美航空公司也并不是凑巧把总部设在乔治亚州的亚特兰大——花生生产行业的中心。2009 年，达美航空公司并购了西北航空公司后，花生餐再次出现在了后者的航班里。

我理解那些过敏人群会去逃避眼睛发痒、流鼻涕以及心情被

毁的风险。我不能理解的是，为什么人们会把过敏反应动辄定位
为生死攸关的大事。风媒传播是存在的，过敏反应也是存在的，
但是主流媒体好像同时注意到了这两件事情，并把它们混为一
谈：风媒过敏。这一代的父母都确信这个复合名词的正统性，并
认为是一个普遍存在的威胁。但真的是这样吗？

我咨询卡尔斯后得到了这样的回答："医生说这个用词并不
准确，我们不会对此过多担心。"

即使作为一个倡导无坚果主义的妈妈，卡尔斯也对那些声称
自己孩子对某种过敏原气味有反应的父母表示怀疑。本应如此，
吡嗪这种有机化合物刺激鼻黏膜，让人感知到气味。这种化学物
质也是味道的塑造者，但是和蛋白质有本质的区别。所以在过敏
反应的原理被推翻之前，光凭气味无法引起 IgE 为基础的过敏
反应。

气味能够引起的是凭借过往经验而引起的身心反应，如皮
疹、荨麻疹、呕吐和血压、体温、呼吸的大起大落等症状。这些
症状都指向过敏反应。但是实验证明，这些身体现象都会在巨大
的压力下产生。我并不是说要对这些反应不予理睬，它们当然需
要立即诊治，就当是以 IgE 为基础的过敏反应。但是当后来追究
这些反应的源头时，应该考虑到各种可能。

记得有一次，我的父母带我去宾夕法尼亚州的好时游乐园，
到了以后我们才发现公园里不时就会出现"牛奶""牛奶巧克力"
的提示物。这让我有点儿起鸡皮疙瘩。我不想和那些打扮成好时
巧克力的工作人员打招呼，不拿任何免费试吃。坐上过山车后，
旁边的人说我们会从巧克力的世界上空飞过，过山车的轨道有一

段要经过糖果厂的上空。

我确定一股掺有牛奶的烟雾会杀了我，但是我已经不能弃车而逃了。当过山车转过一个夸张的转弯后，我们进入了一片看似浓密的空气中，里面混合着巧克力的味道。我的小身板开始变得紧张，比过山车本身还令人恐惧。我的脸上开始发烫，并开始沉重地喘气。最后，我哭着下了过山车，直接戴上了吸入器，然后在旋转木马旁边的隔离带待了一个下午。

多年以来，我一直把这段经历描述为过敏反应。我想，那天我接触到牛奶蛋白质的途径可能有成千上万种，但我并不认为那是直接原因。我是一个容易担惊受怕的孩子，我的自我意识中先入为主地认为"我过敏了"，所以也就有了反应。

过敏人群很难坦白地去讨论这些类型的反应，它们介于因本能而产生的反应与那些经过医学证明的过敏反应之间。我们寸土必争，因为有的人认为所有的过敏反应都是心理问题在作祟。

2009年1月，《洛杉矶时报》上发表了一篇恶名昭著的专栏文章，乔尔·斯特恩将过敏称为"雅皮士的发明"。他引用了《英国医学期刊》上的一篇关于感染性忧郁的文章，作者是哈佛大学社会学家尼古拉斯·克里斯塔基斯博士。同月的《时代》杂志中也指出，克里斯塔基斯使用术语"大规模恐慌"来形容很多家长和学校官员对于食物感染的态度。

当时的社会反响可以用"大规模愤怒"来形容，约翰·霍普金斯大学医学院教授罗伯特·伍德博士在《洛杉矶时报》上发表了反驳的文章，称斯特恩的言论是"侮辱性且不合时宜的"

但是他不完全反对克里斯塔基斯的观点。克里斯塔基斯最初在《英国医学期刊》上的评论，动力在于马萨诸塞州的一辆校车疏散事件，他自己的孩子也在那里上学。疏散事件的原因是在车厢内的地板上发现了一枚花生。车里的学生不是处在用嘴巴认识世界的年龄，他们已经是 10 岁的小朋友了，有了一定的分辨能力。伍德承认，在这个年纪，零容忍大概不是必要的预防措施。

伍德告诉《时代》周刊的记者说："如果父母对于过敏的教育不正确，让孩子相信 15 米开外的一条士力架是一个致命的武器的话，那么这是一个不幸的社会。"

对于花生过敏之争，骑士与清教徒之间总会有一个折中的平衡点，不是吗？

珍妮·卡尔斯说："花生和花生酱会令人疯狂，从好坏两个方面都一样，花生酱简直就是童年的象征，禁止它好像是在反人类。"

对于种植花生的农民来说，这不只是爱不爱国的问题，而是他们的生计问题。每一家商店或者公共机构都禁止花生的话，对于这个产业都不是好事。是否还有必要把那些和花生相关的死亡事件在新闻中重复播放呢？

2000 年 3 月，迪·迪·达顿成立了国家花生委员会，作为种植花生的农民的代表性机构。这个委员会的主要活动是专注于花生的科学研究、国内的广告宣传以及促进出口。委员会的款项来自于年度花生作物产值的 1%。成立后不久，达顿通过了委员会领导们的一项激进提案：委员会不仅为农业研究提供资助，也为爆发式的花生过敏相关研究提供资助。

达顿说："最开始我们面对着重重阻挠，特别是来自行业内部的，他们认为如果这个问题被大说特说，会让它变得更加敏感。"

但是达顿很坚决。她告诉我："我听说了那一系列的数字，我们的委员会想对当前的情况做出积极的应对。"达顿今年四十出头，生长在萨福克郡的一个农家。家乡归属于弗吉尼亚州，这里曾经是世界花生产业的中心。她说："我在萨福克时，几乎天天都在田里劳动。虽然很难相信，我当时接触的人中，没有人有花生过敏症，那时过敏的情况不很严重……当然，我们不想做鸵鸟，把头埋在沙子里。"

达顿和同事们思索着如何用他们相对有限的资金做出最大的改变。他们成立了科学顾问理事会，设置了 5 人轮转的专家小组，包括来自美国、加拿大和英国的著名的博士和科学家。虽然其中多人都已经是过敏研究领域的卓越人才，但委员会一年两次的会议把他们集结在一起，头脑风暴催生新的想法，也让他们有机会能够分享彼此的研究结果，并决定国家花生委员会为哪一项决议提供资金。

达顿说："他们就像一群儿童，兴奋地在一间屋子里聚会，脸上带着异样的光彩，我们只是一群花生农民，但可以把这些伟大的思想集结起来。"

在过去的十年里，科学顾问理事会已经审查并分配了国家花生委员会近七百万美元的资金，投入于过敏的研究和教育。研究的一个方向是关注哪一种花生制备工艺释放的蛋白质最多。从分子水平上讲，干烤花生比煮花生更易容易造成过敏。这也就解释了为什么花生过敏在美国如此猖獗，因为在这里，干烤花生是最大的花生消费方式，即使花生酱的生产也要经过这一处理。在中国，花生的消费与美国总量相当，但是以蒸和煮的方式为主，所以过敏的发生率偏低。

科学数据是把双刃剑，一些发现会让花生农民们欢欣鼓舞，而另一些会让他们的工作更加辛苦。研究调查的一个焦点是定义能够引起过敏反应的最小接触量。最新的调查结果表明，阈值为一粒花生的十分之一。这样少的量，对于加工过程中的交叉污染是防不胜防的。科学家的研究证明，通过精炼花生油，可以去除其中导致过敏的蛋白质。美国食品及药物管理局同意将精炼花生油移出过敏原名单（对于一些大豆油来说也是一样），这对农民来说是个利好的消息。但是麻烦的是，这个过程相对于冷榨、螺旋榨或压榨等工艺而言成本偏高。

另一项由科学顾问理事会资助的研究，探讨在何种程度时，花生蛋白质会通过母乳传递给婴儿。很多年以来，外界一直建议家长在孩子两岁之前不要让他们接触到花生。是否进行母乳喂养的母亲也要避免花生的摄入呢？2009年10月，《儿科》发表了一项研究，演示了在哺乳期摄入花生以及花生过敏低发生率的相互关系。美国儿科学会也改变了官方立场，建议父母在任何合适的儿童成长阶段都让孩子接触花生。

花生农民们也别因此而高兴得太早。一个组织在这件事情投给他们获得自信的一票是一件事情，而是否能够得到成千上万的地方医生的支持，在给新妈妈建议的时候能够改口是另一件事情。

我电话联系了美国花生委员会通信部主管瑞恩·莱皮西耶，

他负责调和来自科学家的建议以及根深蒂固的地方政策之间的矛盾。他会前往学校，针对校方对花生和其他过敏原的防护措施进行商榷。每一次，他首先需要确定谁去做出决定。是校长？营养师？校委会？还是学生的父母？莱皮西耶发现，学校完全禁止某种食物的话，会有明确的政策，并非由食物过敏和过敏反应的网络①约定，就像滑坡理论的被牵连者一样，让那些游说和带有政治正确性战胜了常识。

他说："就像对于学校的护士学会而言，他们不想设立反肥胖项目，因为有些学生会被孤立出来。又或者学校不会提供葡萄，因为校工不想去打扫地面上的葡萄皮和葡萄籽。"

美国花生委员会能否避免花生禁令，这对他们而言有不可否认的财政风险。但是莱皮西耶希望，当美国人学习了更多的过敏知识后，委员会就不必如此身先士卒地去进行宣传。2008 年，由狄迪昂·莱克博士领衔的团队进行了一项关于一万名犹太儿童（基因类似的人群）的研究，显示和那些生活在特拉维夫市的儿童相比，那些生活在伦敦的儿童花生敏感度会高 10 倍。莱克总结了生活在以色列的孩子对花生耐受度高的原因在于他们长期接触一种流行的花生基础食物：班巴（Bamba）。

班巴的首次亮相是在 20 世纪 60 年代中期。班巴是一种玉米膨化食品，它富含维生素，在冷却之前撒上相当于一袋奶酪涂鸦②（Cheez Doodle）花生含量的阿根廷花生酱。此外也有甜口味的"草莓"版本，但其实是用甜菜根染红的。这种食物在以色列

---

① Food Allergy and Araphylaxis Network，特殊组织的名称。——译者注
② 一种包装食物。——译者注

无处不在，通常是蹒跚学步的孩子的第一种拿在手里的食物。

莱克得出结论，孩子们食用班巴（Bamba）使他们能够抵抗花生过敏，就好像种下了疫苗。相比之下，在西方被广泛传播的"3岁以下儿童不要吃花生类食物"这种"保护"往往适得其反，会让孩子变得更容易对花生过敏。在美国花生委员会和美国国立卫生研究院的资助下，莱克开启了他的"花生过敏早知道"研究，这是一个为期7年的、样本为640个4～10个月大的婴儿的研究，这些婴儿因为被诊断患有湿疹或者鸡蛋过敏，被认定是花生过敏的高风险个体。在3岁之前，其中一半会隔绝接触花生，另一半会经常接触花生。当他们5岁的时候，将会进行花生过敏测试。

这个研究数据将会在2014年得到，它对产前和婴幼儿期能否接触花生的态度会产生影响。对于已经形成的花生过敏的治疗态度也会有一个转变，那就是进行低水平的接触而不是绝对的杜绝，现在处于尝试阶段的口服免疫疗法能否成功还有待检验。

同时，我们还有像莎朗·佩里这样的企业家的帮助，她是位于得克萨斯州佛罗伦萨的南星狗场的场主，已经在她的狗场设立了培养"花生侦查犬"的部门。倡议者希望这些服务类动物能够像导盲犬那样得到广泛接受。佩里称，这种狗的成材率为三百分之一。一只花生侦查犬的购买、接种疫苗以及长达半年的训练成本会超过一万美元。在一个宣传片里，我看到一个人牵着一只拉布拉多走在一家公共图书馆的过道里，每走到一本刚刚被带有花生粉末的孩子摸过的书前，它就会停下来。

我问莱皮西耶，他的欧洲同僚们对于美国的花生侦查犬做何感想？

他说："他们都惊呆了。"

······

当谈话的内容涉及过敏，我会经常听到以下两种句式：第一种是"哦，我知道一个人过敏很严重，他如何如何"；第二种是："现在学校什么吃的都不提供了，简直难以置信。"第二种往往还带着一个遗憾的表情，好像我无法理解一样。但是我很理解。为了保护我们的孩子而做出的努力，我们已经动员每个人都来加入我们。为人父母已经如此艰难，何况还要为孩子的同学而改良三明治。

所以人们才说当前的情况"令人难以置信"。这包括"这和我们这代人小时候天差地别"，也包括"我不能相信这一切都是必要的"。

在所害怕的和所相信的之间的空白地带，人们也已经对那些声称有严重过敏症的人积聚了敌意。你会看到讨论过敏的专栏作品下面的留言板上的质疑的声音，这些匿名的评论会让人觉得我们在煽动舆论。你也可以听到餐饮行业的不赞成声音，一家位于拉斯维加斯的餐厅的主厨曾告诉莱皮西耶："当人们不想吃某种东西的时候，就会声称对它过敏。"

新闻报道有时候会对事件发生扭曲。2007 年，在英国诺丁汉的河边面包房，一个清洁工人故意在无坚果区域内炒花生，在墙上贴裸女挂历。面包房是一家名为猪肉农场的工厂的一部分。据估计，他们为了净化工厂而耽误了生产，造成了 160 万美元的损失。这个疯狂的清洁工（Janitor Goes Nuts）的故事在网上也能搜到。

如果这个故事是在儿童食品加工厂附近乱扔砒霜，没有人会感到好笑。但是换成了花生，就会有喜剧效果。更多的时候，食品过敏在电影里或者电视中出现就是为了搞笑。

我是看着《辛普森一家》长大的。在第十八季的一集中，巴特（对虾过敏）和斯金纳校长（对花生过敏）在一家名为小曼谷的食品工厂里大打出手。他们拿着各自的武器，巴特拿着一根一端绑着一颗花生的棍子，斯金纳校长拿着一根一端绑有一只虾的棍子，背景音乐是新球大战"命运的对决"。比武最终以平局结束，因为他们所在的桥塌了，巴特和斯金纳校长都掉到了一个装满虾和花生的大桶里。我确实笑了，我还开得起玩笑。

但是《辛普森一家》是以漫画手法表现的世界。让我担忧的是，它并不是讽刺的或者超现实的，而是有真凭实据的设定情节，有 3D 的人物以及向人物倾注了情感，当其中加入了过敏的桥段这种麻木不仁的设计，表明作者并没有把过敏看做是生活中切实的威胁。

媒体对食物过敏有三种陈词滥调式的嵌入方法。第一种是把过敏反应作为一种视觉笑料。在 2005 年的浪漫喜剧《全民情敌》中，威尔·史密斯饰演一个恋爱专家，伊娃·门德斯饰演他的爱慕对象。当男主角不小心吃到贝类食物后，他的眼睛就肿得像戴了一个奇异的面具一样。这个设计并不是引出他那夸夸其谈的风格是为了掩盖自身的柔弱，而是成为男主角进入药店的借口，然后大口灌下苯那君，清爽帅气的威尔·史密斯那猪头般的扮相，确实能有不同凡响的喜剧效果。

第二种是把过敏反应作为角色的阿喀琉斯之踵①。例如，一个有能力、有竞争力的角色因为过敏而被拖累。像 ABC 家庭频道出品的电影《爱情遐想》（Picture This）中，那个典型的"金发恶女"丽莎·克洛斯决心要阻止女主角曼迪·吉尔伯特（由出演过《歌舞青春》的艾希莉·提斯黛尔饰演）和自己的前男友去参加舞会。有什么办法呢？她贿赂了卖场工人，把混有坚果成分的鲜果奶昔卖给了吉尔伯特，而让这个有过敏症的剧中人满脸开花。

三年前，在电影《邪恶亲家母》（Monster-in-Law）中，简·方达饰演的准婆婆在婚礼举行前夜把花生偷偷放进了有过敏症的准儿媳珍妮弗·洛佩兹的食物中，希望过敏发作破坏婚礼。如果是在现实生活中，这样的行为有可能面对谋杀的质控吗？

第三种是植入过敏的借口：为主角展现英雄气概做点缀。在电影《神探南希》中，艾玛·罗伯茨饰演的南希是一个勇敢、现实、不可思议的博学的年轻小朋友。有什么证据呢？在一次聚会中，南希的一个朋友昏迷倒地，有花生过敏症的南希这时也在过敏反应的折磨下痛苦着。

没有人问这个女孩是否带有肾上腺素注射器。只是碰巧她精通简易气管切开术。给她一支圆珠笔、一把折叠式小刀以及一些空间，她能够救人一命（这个朋友在后来的情节中又出现了，身

---

① 阿喀琉斯之踵，原指阿喀琉斯的脚跟，因是其唯一一个没有浸泡到神水的地方，是他唯一的弱点。后来他在特洛伊战争中被人射中致命，现在一般是指致命的弱点、要害。

上并没有任何伤口，在青少年电影中，伤疤这些东西是不存在的）。

这些关于过敏的情节在 2005 年的一集《天才魔女》（That's So Raven）中集体上演了。凌晨一点的时候，睡眼惺忪的我偶然看了这集情景喜剧。瑞文（由瑞文·西蒙尼饰演，《天才老爹》中奥利维亚的扮演者）和爸爸维克多参加厨艺大赛，要和昔日维克多大学时期的烹饪对手一决高下。

当看上去瑞文和老爸胜利在望的时候，妒意顿生的对手把蘑菇掺入了瑞文所做的菜中。显而易见，菌类是瑞文的阿喀琉斯之踵。（我怀疑作者之所以没有用花生，是因为剧集的前后矛盾考虑；在之前的三集中，有可能会出现瑞文在吃花生酱的食物。）

当瑞文吃了加了料的食物后，摄像机转到她的视角，世界开始变得模糊。她的爸爸察觉到了，立刻诊断为过敏反应，并宣称："这次比上次还要严重。"当视角转回正常后，我们能够看到女主角的脸上层峦叠起，好像起了泡沫，她的眼睛被挤压得睁不开，她的手也戴上了那种卡通手套，当做是肿胀的皮肤，总而言之是严重的过敏反应。

她的团队知道她被人算计了，但这让她更加坚定地投入了比赛。她的父亲，剧中设定为一个理性的成年人，在犹豫了两秒后赞同了女儿的决定。瑞文也没有像威尔·史密斯那样服下苯那君，没有提及给对手的惩罚，瑞文过敏是她自己的问题。

当比赛进行到白热化的时候，瑞文爸爸的拿手好戏是"四翻"炸鱼，而对手只能做到"三翻"。当然在最紧要的关头（英雄出场，请注意），女儿需要帮助他的父亲完成。她的过敏不但没有成为阻碍，反而成全了她的作品。当鲑鱼排看上去无法顺利完成翻转的时候，瑞文通过拍打她肿起的脸颊，看上去空气受到了挤压，把鱼排吹过了最后的一轮翻转。

当她必须接住鱼排取得胜利的时候，她已经够不到锅了。没有问题，她伸出了手，因为过敏，她的手已经有晚餐盘子那么大了，所以她空手接住了嗞嗞作响的鱼排，因为出疹麻木而没有痛觉。

这就是迪士尼频道所说的个人胜利。

这并不是午夜的白描喜剧，这也不是用作警告的家庭电影。像这样的电影，讨论过敏这种事情应该有一个底线。如果有人考虑过这样的情节设定会引起争议或者有损演员的名声，甚至导致联合抵制，情节会被重写。但是没有，演员、导演、编剧、出品人以及批准这个电影搬上荧幕的批准者们都对此熟视无睹。

对于花生过敏引起的一系列问题，一个好消息是，我们已经成为文化雷达上的一个发光点。坏消息是食物过敏问题，带有暧昧不明的恐惧感，已经和其他疾病（如痛风、哮喘、慢性疲劳综合征）站成一排，成为一个被锁定的攻击目标。

第五章　大豆和健康

　　最终，各种关心纷至沓来。母亲们找到了（或没找到）方法去保护她们有过敏症的孩子。同班同学放弃了花生黄油三明治，从而可以和最好的朋友一起在学校食堂的无坚果餐桌上吃饭。你也许会认为，在接受了许多来自他人的关心后（从学校的老师到航班的女乘务长），我会有更加泛滥的同情心。

　　但，你错了。当我 11 岁的妹妹宣布她决定成为一个素食主义者时，我并没有为此喝彩。我并不期待得到那些不能（或不愿意）满足我妹妹需求的餐馆的同情。相反，我想，这是理所当然的。而且我知道，任何和她选择不符的建议都会被自动过滤掉。

　　那个小鼻涕虫。

　　从我这个比她年长 10 岁的姐姐的角度来看，克里斯蒂娜成为素食主义的决定只是一次幼稚的选择，其幼稚程度堪比她在三岁时用手指刮干净她最爱的零食亨氏番茄酱。

　　她的素食主义姿态使得后来的沃思堡—得克萨斯之旅变得复杂。我父亲是以英雄的姿态回去的，沿途分享着在部队里的点点滴滴。因为其出色的指挥能力，他被提升为陆军准将，负责指挥军队在中西部的六大州屯兵。我小时候总是会为他随部队离开而伤心。

离我们上次来得克萨斯州已经过了好几年了，那时克里斯蒂娜还没有出生。休斯敦给当时 7 岁的我留下的印象是：银白色屋顶下整齐排列着机棚式仓库，就像玩着宾果游戏；烟味中夹杂着娇兰"一千零一夜"香水的香味；在六旗游乐园赢了最大的粉色熊；无线电台里总放着卡车司机的对话。

乘飞机从华盛顿到德拉斯爱田机场，然后乘车前往沃思堡市。漫长的旅途使我们精疲力竭，饥肠辘辘。在驶往沃思堡市的路上，爸爸看到一家高档饭店就停下了车。然后，把我们留在车上，自己进到饭店询问经理。

过了几分钟，他回到车里向妈妈保证："厨师长说没问题的。"

而"没问题"是针对我的。当我们走进餐厅时，我妈妈说："我担心他是不是也询问了有没有素食？"

我们早该从全场的皮革座椅上有所领悟。克里斯蒂娜万分不愿，但意识到她没有选择，也只好和我们一起坐下。得克萨斯：1。素食：0①。

因为选择有限，我很容易就点好了菜，开胃菜是意大利熏火腿（proscuitto，在密西西比南部就是指培根）包芦笋，然后配上烤鸡胸脯和焗土豆。而克里斯蒂娜开胃菜点的是蔬菜沙拉，配的还是蔬菜沙拉，不过加上了焗土豆。

她向我投来了同病相怜的眼神。确实，只有蔬菜沙拉的晚饭

---

① 表示在得克萨斯与妹妹的素食对抗中，妹妹输了。——译者注

是难吃的。但是，我回避了她的视线。我还是嫉妒她可以和其他人一样享受餐桌上篮子里的玉米松饼。而我还是只能扮演过敏症患者的角色。当我的芦笋上桌时，我开心地叫了起来，就像狄更斯笔下的孤儿一样，这道大众菜对我来说却是一种奢侈。

"太好吃了，你一定要试试。"我停顿了一下，"噢，对了，你不能吃。"

第二天，我们在乔治·马文的家里聚会，乔治·马文不仅是心脏病专家，也是这次聚会的举办者。参加聚会的人兴趣各异并且都身怀绝技。查尔斯是有名的地质学家以及蛇类专家；劳拉是得克萨斯大学埃尔帕索分校荣誉退休的经济学教授，其对法律的无知并未阻止她为亚马逊做黑账；雷·奥巴克是纯种的阿帕切人（美国西南部一印第安部族），依靠打火石以及吊床环游美国。

我们称这个为"表亲"联盟，因为各种身处截然不同领域的亲人因为血缘的纽带而相聚一堂。一对夫妇已经参加了好几年了，妻子总是穿着花裙，丈夫则带着海军蓝的帽子。我们中没有一个人知道这对夫妇是谁的亲戚，但他们的友善让这种疑问难以启齿。

······

早上十点左右，当人们陆续到达的时候，乔治·马文让我们所有人在第一餐前进行祷告。克里斯蒂娜和我直到知道难以逃避时，才加入了其中。我们手拉着手，绕着沙发椅子，挤在客厅里。

"看啊，"一个亲戚喊道，"我们围成了一个心形。"

乔治·马文以一个医生的专业眼光看了这颗"心"，指出"这是一颗左心室萎缩的心"。然后，我进行了祷告。

当自助餐开始的时候，我意识到自己陷入了巨大的麻烦中。薯片上有奶酪，沙拉中有黄瓜和鸡蛋。

"那是什么？"我妹妹指着生菜叶上的粉色薄片问道，尽管她早已经知道了答案。

"火腿"，女主人回答道，这是乔治·马文相处多年的女朋友。

当我观察妹妹的时候，妈妈走进了厨房去寻找任何没有处理的薯片和蔬菜。

几年前，我们的奶奶已经接受了我因为过敏症而挑食。但是，当看到克里斯蒂娜空空的盘子时，她就不能理解她的素食主义了。

"亲爱的，你知道上帝赐予了我们动物，所以我们可以吃它们。"她说。

时间在谈话中流逝。我们从客厅谈到了过道里，又谈到了池边。在那里，雷·奥巴克开始编织，手里拿着将被当做竹篮底座的平盘，将弯好的芦苇浸泡到桶中的水里，以增加其柔韧性，方便之后的制作。我靠着他站着，假装烟味并没有那么刺鼻。

我在休斯敦的记忆并不是很清晰。我尽力去记起谁是露斯，谁是伊莱恩。但在记忆中，她们的脸都是模糊不清的。伊莱恩，我想起来了，这个非常疼爱我的女人，"上帝啊，7 岁的你真是一个恼人的万事通。"

　　房间里没有同龄人，克里斯蒂娜看起了一本很厚的书，而这只是她塞进旅行箱的众多书籍中的一本。任何邀请看起来都像是对她素食主义的冒犯。不，她并不是真正喜欢参观动物标本展，亲眼去农场看赶牛才会让她乐得一蹦一跳。

　　而妹妹的这种缄默，使我更加确信我继承了我们家的风范。在厨房里，我参与了关于辣番茄酱的讨论并且吹嘘自己长着得克萨斯人的舌头。而马文激我去吃一口长在他窗沿旁的辣椒。我抓了一个，一下子塞进嘴里。而后我才意识到这是苏格兰帽椒，有着 325 000 个单位的史高维尔辣度。而一个墨西哥胡椒只有 5000 个单位。

　　我舌头的感觉就像法式长吻了电插座。我的眼睛满是泪水。我若无其事地努力喝水，但这仅仅让烧灼感蔓延开来。

　　"迈克?"一个亲戚关心道，"你知道么，只有牛奶才是有用的。"

　　我摇了摇头离开，咳嗽着到屋后木质平台的椅子上休息。20 分钟之后，烧灼感开始减弱。当太阳开始下山时，我在池边发呆，数着蓝色尾巴的蜥蜴。

　　过了一会儿，克里斯蒂娜走到了屋外，沿着池边散步，不时用脚尖点一下水。

　　"那么，"她突然脱口而出，"爸爸还有一个妻子?"

　　上帝啊。一定是有人和她说了。我努力向她解释这只是我们爸爸人生中一个不重要的小插曲，一段极短的婚姻而且没有孩子。我告诉她我是怎样发现的，在 14 岁的时候，我注意到父母的结婚证上爸爸有一个离婚的标签。

家家有本难念的经。但我们家好像有一种特别的能力，用隐瞒使小事化大，随后用信任解决问题。而在我能想到恰当的解释之前，我们被叫进了屋里。晚餐已经准备好了。

"慢火炖牛腩"，男孩子们开心地叫着。

而我和克里斯蒂娜又拿了一盘薯片配蔬菜，然后一起坐在客厅的地上。电视上放着旧家庭录像，是记录着祖辈的黑白片。我非常想对它产生一种亲切感，但不管怎么努力，我还是认不出录像中的脸。

第二天，事情有了好转，因为已经没有更糟糕的余地了。我爸爸带着吉姆叔叔、米什莱表兄以及克里斯蒂娜去骑马。这是得克萨斯一种为数不多的传统，不会用子弹和刀叉对付动物。而这样，我就不会和克里斯蒂娜聊父亲前妻的事了。

妈妈和我一直待在池边，直到她被强拖着去参观乔治·马文的诊所。两个小时之后，她带回了一盒子的石头，其中有玛瑙和晶洞，而她真正的收获是一袋子的药——苯那君和艾勒格拉（Allegra，抗过敏的药）样品。

"瞧啊，"她说，"有半年的量呢！"

在和身着波点紧身泳衣的 94 岁罗拉打了一场水上排球之后，骑马的人回来了。晚餐也准备好了：中午还没有吃完的牛腩以及冷切三明治。

这简直是生存挑战。如果当时还有一片薯片，我能马上吞了它。妈妈为克里斯蒂娜改造三明治，去掉其中的火鸡肉。而她为我收集那些在制作三明治时剩下的生菜和西红柿。

看着妈妈在餐桌之间跑来跑去的身影，我意识到正在挣扎的人不仅只是我和克里斯蒂娜。为了满足女儿们的需求，她也努力地挣扎着。

在聚会尾声的时候，爸爸展示了他在部队里的照片：阿富汗的枪战、洪都拉斯的泥石流、福特斯内林的升旗仪式以及英国女王的授勋典礼。所有的人都鼓起了由衷的掌声。这种掌声和在华盛顿那里听到的截然不同，在那里，爱国主义只是一种政治手段。在得克萨斯，当人们用"为了我们国家"来感谢你时，他们是真的在感谢你为国家做的一切。而雷·奥巴克送给我们他亲手编织的篮子来表达感谢。

聚会的最后环节是交换礼物。这个环节非常混乱，礼物和人总是错配，但是好像没有人在意这个。礼物从异国的纺织品到桌垫、笔、折刀一应俱全，千奇百怪。我给自己选择了一辆玩具车，其风格和我昨晚看到的家庭录像一样。

克里斯蒂娜最终选择了石膏青蛙，苍绿色，8英寸高，有着幸福的笑容。用它做什么？压书页？装饰草坪？这也太丑了。她开心地轻拍着这个新宠物的脑袋。

看着她，我意识到她想体现为一个素食主义者，即便在一个充满烧烤爱好者的屋里，也幼稚地和食物为敌。我是逼不得已。而她完全不必这样。我把她抱在膝盖上。

"你想给你的宠物取个什么名字？"我问。

回家后的第一晚就是倒时差。当妹妹还在睡觉的时候，妈妈在为我们烧培根，整理行李。

"哦！"妈妈的惨叫从厨房传来："哦！不！"

尽管放的已经很小心了，但是克里斯蒂娜的小青蛙还是失去了它的腿。爸爸妈妈和我收集了它的尸体。我们怎么能把这尸体交到她手上？四天的长途旅行，我们有了一种默契，一个无声的决定马上被做出了。

"上周，我在来德爱商店看到过这类青蛙，"妈妈说。

"我去取车，"爸爸说。

......

从文身到节食，人类使用自己的身体来体现部族、宗教、文化以及政治从属。素食主义可以追溯到古代。公元前6世纪，印度耆那教徒宣扬不杀害动物。公元前2世纪，印度阿育王正式宣布献祭和猎杀是违法的，还补充甚至"不能进行阉割，不能伤害生物的外壳"。

在古代，希腊语的素食主义被翻译为"有灵魂生物的节制"。在意大利南部，不吃肉被誉为遵循"毕达哥拉斯法则"。（别混淆了，这里的法则不是指与它类似的"勾股定理"法则。）

欧洲中世纪的修道士以圣徒杰罗姆、圣徒吉纳维芙为模本，把素食主义当做他们禁欲生活的一部分。之后的追随者还有艺术家列奥纳多·达·芬奇、诗人珀西·比希·雪莱以及本杰明·富兰克林。

1850年，美国的素食界由教士威廉·梅特卡夫和西尔维斯特·格尔曼联手形成。他们获得了怀爱伦和基督复临安息日会的支持。在十九世纪的后半叶，素食主义是狂热的，并且伴随着反对活体解剖和节欲的文化倡导。

二十世纪，素食主义变得主流。2002 年，据美国有线电视新闻网的民意调查估算，美国 4％的成年人认为自己是素食主义者，而其中有 5％的人认为自己是严格的素食主义者（vegan）。严格的素食主义是指节制任何的动物副产品，不仅是肉和奶酪，还有毛料、丝绸以及蜂蜜和蜂蜡。这个词是英国人唐纳德·沃森在 1944 年创造的。而且他认为这是"素食主义的开始也是结束"。

美国素食主义的升温和大豆的风靡有关。豆腐火鸡（Tofur-key）是素食主义者感恩节的选择；在星巴克，豆奶是和"一半牛奶一半鲜奶"一样普遍的选择。虽然发酵的豆奶在汉朝就有了，但是大豆在美国烹饪上地位的提高开始于乔治·华盛顿·卡弗、亨利·福特和约翰·凯洛格。

约翰·凯洛格博士 12 岁就已经加入了基督复临安息日会。在获得贝尔维医院的医学学位后，他成为了基督复临安息日会疗养所的院长以及《好健康》杂志的主编。这是一本倡导不吃肉，多吃水果、坚果和谷物的杂志。

如今，他经常被视作江湖郎中，而这是因为一些讽刺文章，如博伊尔的小说《窈窕疯人院》以及之后的同名电影。但在 1906 年，他的巴特尔克里疗养院里住着 700 名在这个国家有影响力的市民（其中或多或少有神经质者）。凯洛格规定了每顿饭大致的摄水量。而且他表达了对牛奶的反感，他更倾向于一种由杏仁和榛子制作的乳液。而这造福了后来几年越来越多的乳糖过敏症患者。但最为讽刺的是，以他的名字命名的谷类食品却常常泡着牛奶吃。

在一封 1938 年的信中，乔治·华盛顿·卡弗说："我很确定，任何一个对健康感兴趣的聪明人都应该感谢凯洛格博士所做的一切。他是我的偶像。"1911 年，卡弗正在准备一顿由花生做成的十四道菜组成的午餐，其中包括了汤、面包、奶油鸡以及甜点。他用这顿饭来招待塔斯基吉研究所的专家们以及他们的妻子，其中包括了塔斯基吉首席医师布克·华盛顿。这顿饭将被载入史册，他试图证明豆科植物的价值。而卡弗给凯洛格寄去了这份菜单。

从倡导豆奶到尝试苜蓿沙拉，他们两人情投意合。凯洛格认为苜蓿太苦了。"我尝试了各种沙拉调料，"卡弗写道，"但是我最喜欢法式沙拉酱。我非常感谢你提醒我用柠檬汁代替醋。这真是绝配。"

虽然卡弗的拿手菜是花生和甘薯，但他个人的口味是非常丰富的。在特拉薯片成名的十年前，他就给夏威夷大学农学院写过一封信："我种了一些植物（Tara plants），我很喜欢它们。尤其喜欢由它们制作的薯片……比那些由爱尔兰土豆制作的薯片美味多了。"自 1903 年开始，卡弗就被贴上了大豆魔术师的标签，他利用大豆制作了冰淇淋、奶酪、咖啡及面粉。在 1903 年的一次采访中，他将大豆描述成"像花生一样的万能食材，有 300 种衍生品。"

这句话成为了亨利·福特的福音。从 1928 年开始，他就一直研究"田里的化学"，试图将农作物转变成工业产品。在大萧条时期，他的研究被大家重视起来，而他研究的重点就是大豆。1934 年，在芝加哥举办的世界博览会上，福特邀请记者去品尝他的十四道菜肴（这可能是他对卡弗的致敬），每道菜都由大豆制成，有大豆面包、大豆芝士凤梨片以及大豆沙拉酱。而并非巧合的是，一年后，格利登公司在芝加哥的伊利诺伊州建立了第一个生产工业级豆蛋白的工厂。

1934 年，福特和卡弗开始联系。1938 年 3 月，福特第一次参观了卡弗的实验室。（之后，在卡弗实验室的影响下，他在自己的实验室安装了电梯，以便于进行试验。）福特请求卡弗创造一种材料，而他已经有了一种酷似樱桃木的大豆混合物，而这种材料在福特 75 000 英亩的厂区地上得到应用。

当福特利用大豆塑料制造出了重 1 400 磅的车（减轻车重）时，卡弗发现他已经迷上了大豆。在一封给朋友的信中，卡弗提到"福特的秘书告诉我，他现在穿着的西装都是由大豆制成的。"（而这种人造大豆材料叫做人造蛋白纤维，最终被杜邦的尼龙所取代。）虽然他们的友谊依旧，但卡弗在福特的大豆之路上停滞不前。

"我钟情于可以造福于人类后代的事业，"他在 1940 年告诉同事说；"我对制造厂这类的事并不感兴趣。"

福特的汽车开始使用树脂复合物而不仅使用大豆纤维结构，而这使得车变得更轻、更坚固。而美中不足的是，这种材料不能做到百分之百的防水。而大豆在汽车制造领域的作用直到 21 世纪才被进一步开发，直到生物燃料引起人们的关注。

铺垫已经做好了。接下来要讲到第二次世界大战。第二次世界大战期间，大豆是非常有价值的商品。当传统的咖啡豆短缺时，福特的大豆咖啡盛行了起来，尽管它缺少咖啡因也没有关系。通过固氮作用，大豆的产量可以很高，所以大豆产品得到了政府的支持。到 2002 年，美国已经生产了 750 000 000 吨的可食用大豆以及工业用大豆。

迈克尔·波伦在《民以食为先》中提到，大豆在美国饮食中的地位仅次于玉米，"你食用的植物油中 75％是来自大豆的，"他提到，"美国人均从玉米中得到 554 卡路里的热量，而大豆提供其余的 257 卡路里。"

连汉堡的面包都用大豆粉，更不用说比萨饼、甜甜圈以及量产的面包①了。豆蛋白的身影无处不在，汉堡肉中有，金枪鱼罐头中有，巧克力中也有。如果一个孩子对于牛奶过敏，那么大豆制品就是最好的取代物。最近，青豆被当做"超级食物"（Super-food，天然的食物，低卡路里但是却拥有高密度的营养成分），而且冷冻调料包、苹果沙拉以及很多食物中都含有大豆。

但如果你对大豆过敏，就像我一样，你就生活在噩梦里了。在餐馆里，我经常遭遇以下几幕。

第一幕："我不得不告诉你我有过敏反应。"我说。而服务员听完立马焦虑了起来。

第二幕："牛肉、乳制品、鸡蛋……"我开始看菜单。服务员放松了下来。"没问题！"我听到。"我们有很多健康的素食可以供选择。"

第三幕：因为我对大豆过敏，我不得不仔细解释自己不能吃豆腐、豆豉以及"组织化食物蛋白"（如蔬菜汉堡）。大豆蛋黄酱不行，无奶人造奶油也不行。

第四幕："我想吃肉，但是不要牛肉和虾。"

---

① 与家庭制面包相对，指一般品牌包装食品。——译者注

第五幕："我去问问。我去问问厨房能给您做些什么。"服务员低落地走向厨房去和主厨商量。

幸运的是，我对大豆敏感的免疫球蛋白（IgE）并不像花生过敏或者有壳水生动物过敏那样敏锐。只有摄入超过 400 毫克的时候，我才会发生过敏反应。在吃寿司的时候蘸一点酱油并不会对我造成影响，只有在不得不的情况下我才会沥干净豆油。但这种情况现在越来越频繁，因为饭店总是使用过多的油。

因为文化，我们总是在玩火。几个世纪以来，亚洲饮食中都会含有一点大豆，其中主要是一些发酵产品，如豆面酱和纳豆，平均每天会摄入 9 克。但一杯豆奶奶昔中就含有 18 克未经发酵的大豆。谁都不知道花生过敏为什么这么剧烈和敏感。而如果有一天大豆过敏也变成这样，我们又将如何呢？

大豆造成的麻烦还不止于此，一些人即便没有对大豆敏感的免疫球蛋白（IgE），也会产生过敏反应。而这种过敏反应被叫做"口腔（黏膜）变态反应综合征"（OAS）。这经常发生在患有非常严重的花粉症的成年人身上，而且这种反应有点像食物蛋白和花粉蛋白的交叉反应。更严重的是，身体内的肥大细胞对两者分不清，而误把杏仁、苹果、芹菜及桃子当做桤木的花粉。花粉的分子结构和甜瓜、西红柿及橙子的很像。而豚草（可引起花粉症）则和香蕉、哈密瓜及黄瓜很像。

反应症状有，嘴唇和口腔麻痹、痒、肿胀，有时还会伴有胃肠道并发症。去皮或者烹饪水果（如苹果）都会使蛋白质变性而干扰过敏反应。但是另一些"口腔（黏膜）变态反应综合征"的过敏原（如芹菜）的致敏性是非常稳定的。而大豆又怎么样呢？

大豆和白桦树的花粉很像，所以对木花粉敏感的人也会对豆奶过敏。

为什么大豆总是惹麻烦？

大豆本身并没有过错。它只是一种给人们提供蛋白质的植物。但是人们对它的使用已经远远超过了它本来的用处，连它的边角料（卵磷脂）也被用做通用乳化剂了。

尽管乔治·华盛顿·卡弗是食物科学的先驱者，但他还是提倡从"农场到餐桌"的饮食概念。他会用野生的芥末、萝卜、西红柿制作酱料。他也总会批判那些"精制菜肴"，而推崇那些简单菜肴的营养价值。

卡弗早就告诫过我们："在农业上，实践和科学是不可分割的两个部分，而且在任何情况下，两者也不能分割。"而现在却不是这样子的。

······

也许这只是我的嫉妒之词。也许我对豆浆大王的怨恨只是嫉妒那些和我妹妹一样年纪的"素食公主"，她们冲着大豆拿铁，穿着超短裙跑着。

我从没有真正意义上跑过步，当然被狗追以及赶公交不能算在内。我知道运动的重要性。1999 年，我买了一双网球鞋，并努力说服自己，和朋友打壁球是一种享受。这双亮紫色的鞋子会帮助我取得运动上的突破。我会打好的！我会爱上这项运动的！

但没有运动细胞的我穿上任何鞋子都是没有用的。

我不能将此怪罪于缺少机会。爸爸总是坚持测试着我能不能学会一项运动。我记得在周六，他总会带我到中学的操场上。他手里会拎着一个大尼龙袋子，里面装满了任何能想到的运动器械：棒球棍、棒球、棒球手套、足球、橄榄球、篮球、网球拍、网球以及谁也想不到的排球。为了发现我在运动上的天赋，他做着各种各样的尝试。

可以和爸爸一起玩，我还是很高兴的。但对于击球、踢球或是运球我却很不喜欢。如果可以用棒球棍击打足球，那么我一定是这方面的专家。我一会儿打网球，一会儿拍排球。两个小时后，我问道："现在能去炸鱼快餐店了吗？"

妹妹的诞生对于爸爸来说是一个好运。对于妹妹的素食主义，他只要担心她摄入的钙和蛋白质是否充足，而不用考虑她会不会踢足球。对于我，慢性哮喘以及花粉过敏，怎么看都不像适合室外运动的样子。运动可以建立起对身体的自信。但我不相信自己的身体。

虽然不做运动，但我并没有骨瘦如柴，记忆中也没有因为体重被嘲弄的经历。初中的时候，女孩子身材上的差别开始变得明显。我希望自己矮胖的曲线在精美的裙子、项链和胸针的遮掩下不会那么明显。

一次住在好朋友家，我翻开了她的日记本。当时她正在房间外和她妈妈聊天。日记本并不难找，就放在床头。我翻开了黑白相间的封面，随手翻到了一页，那一页上记录着我们开学第一天相遇的情景。在科学课上，我们被分为一组。

她对我的第一印象是光滑白皙的皮肤。她接着写道，她很有趣，有一点儿圆，有点儿胖。

有点儿圆，有点儿胖？

为了开学，我可是花了好长时间打扮自己。一条连妈妈也赞不绝口的黑色短裙，配上彩色珠链，上身选择了领尖上有扣子的衬衫。因为是真丝材质，所以不会有令人尴尬的褶皱。导购员描述这件衬衫是肉桂色的，而我则认为是橘黄色的。

我的脸一下红了。那时的我看起来一定像南瓜大王。当我的朋友回到房间之前，我早把日记本放回了原处。但这已经对我的自尊心造成了伤害。

在四十几岁的时候，我妈妈还是一个引人注目的美女，她曾经是伊利诺伊州的樱花公主。即便妈妈后来因为巧克力和冰淇淋而长胖了，那么我又是怎么回事？因为对奶制品过敏，我一点儿都不能碰那些东西。那多余的几磅肉究竟是从哪里而来的？

花了十年的时间，我才意识到问题出在了饮食选择上（薯片或饼干、带皮的鸡肉或不带皮的鸡肉）。而暴饮暴食也使情况变得更糟。如果我妈妈在早上做了美式沙琪玛，在下午四点之前我就已经吃掉一半了。有一次，我还在两个小时之内吃掉了一整盒鸡翅。

爸爸妈妈从来没有强迫我参加"光盘"行动；一点儿剩饭对我来说都像是倒掉了一整顿饭。当发现一些我能吃的食物时，特别是在旅行或是在做客时，我都会被鼓励吃个十分饱。

在麦当劳的一顿午餐，我要吃掉四个薯饼，其中有 36 克的脂肪，这是我一天合理脂肪摄入量的 80%。我们明知道这样的饮食是不健康的，而且也知道这些薯饼是早上 10 点半前就做好的。

但是我们没有办法，因为不知道还要过多久我才能吃下一顿。

在旅行途中用餐时，我会不停地吃而无视早已填饱的肚子，直到把可以吃的食物都吃完才会停下。吃烤鸡时，我会把鸡骨头间的肉都吃干净；吃汉堡时，我会把面包屑都吃掉；在自己家的聚会上，我会用迷迭香面包蘸干净大蒜鹰嘴豆泥，甚至连那些盘子边上因为长时间放置而干掉的豆泥也不放过。

过去的几年里，我和自己的胃口达成了停战协议。我学习烹饪，偶尔会有一顿像样的饭：火鸡搭配藜麦以及根茎类蔬菜，或者是树番茄鸡肉搭配黑豆及鳄梨酱。但更多时候，我遵循着自己的大胃口，在各式各样的菜肴中，保持营养平衡，而不仅仅吃一道菜。

"你吃什么？"这是人们刚听说我的过敏反应时，第一个想到的问题。

"很多东西，"我回答道，"蒸粗麦粉、鹰嘴豆、杏仁、鱼、苹果、燕麦片、菠菜、野生稻、鸡肉、菜花……"

这都是真的。但我也不否认，在外面的餐馆里或是场合下，一桌子菜里只有一两道菜是我可以吃的。

我猜想，由于食物过敏而产生的饮食习惯会引起不规律的饮食。但公众却持相反的意见。那些饮食不规律的人用食物过敏来做借口。厌食者说自己是素食主义者。暴食者说胃疼是因为"对食物过敏"。名流们在采访时推让着面包，然后向媒体宣称并不是他们不吃碳水化合物，而是他们对小麦过敏。

2010年，一篇刊登在《每日野兽》名为《饮食新时尚》的文章写道：

　　无麸质饮食是一个让人冷场的话题。但也许正是因为这样，无麸质饮食变成了启蒙饮食的同义词，一种象征才智、赋予艺术感的饮食习惯，并且有大量研究支持以及名流追捧。事实上，"麸质过敏"一夜之间便在好莱坞蔓延。珍妮·麦卡锡认为这是她儿子自闭的原因。格温妮丝·帕特洛认为这是她长胖的原因。《The View》的主持人伊丽莎白·哈瑟尔贝克认为这是她慢性疼痛的原因。她们涌现出的热情、她们的美丽、她们季节性过敏的自由，使得无麸质饮食变成了一种生活乐趣。

　　是否有人注意到这种奇怪的现象？这篇文章指出三位名流不吃小麦并不是因为食物过敏（哈塞尔贝有麦胶性肠病），并提出好莱坞"是在瞬间出现很多麸质过敏者的"。换句话说，过敏成了标新立异的契机，抑或是饮食糜烂的借口。你能追上这个流行，却会被下个流行所抛弃。

　　2007 年，杰西卡·辛普森在接受《ELLE》杂志的采访时说，在拍摄《明星雇员》时，一次轻微内出血导致了溃疡。过敏症也是这样产生疼痛的。（虽然这还没有被验证）。

　　如果问题出在幽门螺旋杆菌上，那么饮食就不是消化性溃疡的主要病因，即使在恢复期间还是要清淡饮食。2005 年的《正义先锋》提供了更多的相关事实。在拍摄过程中，辛普森多次挫伤皮肤。但每次的过敏都和一些食物同时出现。

　　我记不住一集《明星新婚秀》中提过多少次过敏，而且其中还有许多吃饭的场景。消费网站的评论员很快指出，辛普森对奶酪、小麦以及西红柿过敏的体质，并没有让她不代言必胜客。就我对奶制品过敏的体质来说，多少钱都不能说动我去吃一点过敏食物。荨麻疹和呕吐是金钱买不来的。

比利·鲍伯·桑顿对外说，他对小麦、贝类以及奶制品过敏，这很难让人区分真假，因为他有强迫症并且曾经患有厌食症。名流过敏的铁证是意外的过敏反应。例如，歌手酷莉丝由于误食坚果而被送进苏黎世医院。没有人在意雷·罗曼诺的生活细节，认为他只是不喜欢吃花生。

杰西卡·辛普森早餐吃什么喝什么，对我并不会造成什么影响，妹妹的素食主义也一样。但这关系到身体健康，所以这不可能被忽视。而且这种"偏见"在自己的皮肤里和骨头中根深蒂固。

克里斯蒂娜已经做了近十年的素食主义者。即便她明天就放弃了，这也不仅仅只是任性或心血来潮之举。从现在来看，作为姐姐的睿智体现在，当初坚持认为妹妹已经成熟到可以自己做决定了。我很庆幸没有干涉她的决定。但是过敏还是对我和她之间的关系造成了影响。

第六章　奶酪贴金

现在，吸引一般人也成为"美食家"是一门价值数十亿的好生意。我就上钩了，这得归罪于多年来极度禁欲又是非常混乱的饮食习惯。只有这样才能解释，为什么我会在周六早上 8 点起床，打车进城，身处一个像迈克这样的人生活的地方。迈克的胸毛从他的热带花衬衣边缘冒出来。他今天负责我们的肚子。

"不错。"吉娅达·德·劳伦蒂斯说。她的手指画着小圈，似乎鼓励他用盐和胡椒按摩猪肉的表面。缺乏咖啡因的其他各位观众坐在我们的座位上像猫头鹰般眨着眼，而迈克分了点儿舞台给吉娅达·德·劳伦蒂斯，今天"每日意大利"的主持人。他五十多岁了，带着自信和喜悦，知道自己该对这块里脊肉做什么。而我一直被他深色衬衣领子上方乱草一堆的花白胸毛弄得目瞪口呆，不知道他是不是每天梳理呢？

沃尔特华盛顿会展中心 2700 人的会议室中的一部分被人占据了。这是第四届大都市美食娱乐秀的开场烹饪表演。如果等下午名厨宝拉·迪恩和盖·法利来了，那就几乎无立锥之地了。但我们是来看吉娅达的，"因为，"我朋友艾米说，"她真美。"

吉娅达腰肢纤细，穿着芭蕾舞演员那种贴身的灰色丝裙，脖子上松松地系着围巾，为裸露的锁骨增添了一丝端庄。她琥珀色的头发高高盘起。这种装束在我身上就是一个低年级校友，而在她身上则是如此完美。

迈克专心致志地准备里脊肉，吉娅达走到台前开始回答观众提问。比如有人问道："你怎么保持这么苗条的？"

"你吃什么都行，"她说，"只要吃得适量。"在接下来的一小时里她把这话重复了三遍。

主持人娇小的身材与她身边的厨房用具形成了一种娃娃屋似的超现实反差。看起来制作方像是把一个厨房切出来一半：闪亮的冰箱、两台烤箱、一个炉顶、水流汩汩的洗碗池、一台食物处理机、一台搅拌机都连接着电源放在只有一面墙的"房间"里。无论多贵，组织方总是付得起这个钱。这场座谈是由全国排名前五十的商业展销会命名的。

我怀念 20 世纪 90 年代中期的第一波食物网络热潮，家庭主妇们聚集在名厨埃默热·勒佳西充满活动的节目中。第二波厨艺秀在 2002 年左右达到巅峰，我的大学同学和社会上二十来岁的无业党都被"席卷其中"。朋友们为马里奥·巴塔利和波比·弗雷吵得不可开交，而我只是远离旁观。我的烹饪知识停留在幼年美国公共广播公司（PBS）《芝麻街》之后的那些节目：朱莉娅·查尔德在《节俭美食》和贾斯汀·威尔逊一起做路易斯安那美食——这些都是对黄油、奶油、脂肪的崇拜，或者像格兰姆·科尔在《快手美食》中说的那样："饥饿享乐主义"。马丁·炎也会在《炎做饭》中往煎锅里扔一小块鸡蛋。我干嘛要自嘲呢？

然后是瑞秋·雷。无论你对她是爱还是恨，瑞秋提升了特级初榨橄榄油（EVOO）的地位，大量健康研究肯定了地中海饮食的益处。还没看她节目之前，我就在餐厅里感受到了她的影响。不要沙拉上浇的调料，以前会让服务生迷惑，现在则会得到一声含糊不清又略带欢欣的"嗯啊哦嘟吧?"这个缩写使用如此广泛，以至于其被 2007 年的《牛津美国大学辞典》收纳了进去。

所以，周六早上我在这里。吉娅达把大油瓶的绿色盖子拧开，调制她的油醋汁。她看着迈克，他因为要把各种辛辣调料切好扔进搅拌机，双手已经油乎乎的了。她调侃他是不是该戴双手套。

"不，你不需要手套。"吉娅达说。但她又想了一下："不过也说不准。你对蒜过敏吗?"

迈克摇摇头，继续埋头苦干。这是一个新纪元。朱莉娅·查尔德从来没问过食物过敏的问题。吉娅达把生里脊放进了烤箱——然后像是变了个魔术——立刻又从另一个烤箱里拿出了已经做熟的肉。我和其他观众一样愉快地叹了口气。我不光能做这顿饭，还能吃上这顿饭。

"下一个登场的是大虾通心粉。"吉娅达说。该死。这不是我能吃的菜。她走向闪亮的冰箱，打开门，热情地准备显示……一个空架子。

"虾不在冰箱里。"她宣布，并向台下寻求帮助。年轻的工作人员耸了耸肩。对于今天的第一次录制来说这可不是好消息。"我们得即兴创作了，"吉娅达说，"没有虾!"

她的下一个观众助手是琳达，一个 20 岁出头的姑娘，戴着厚厚的眼镜，穿着一件橄榄绿的开衫。琳达发誓说她是这个节目的头号粉丝。

"你能做饭吗？"吉娅达问她。

"我来洗菜吧。"琳达回答说。

"通心粉会做吗？"

"我来洗菜。"琳达坚决地说。

既然手里没有虾，吉娅达决定用通心粉搭配奶油、胡桃、西葫芦。西葫芦已经去皮切片了，没有菜可以洗了。琳达听了这消息肩膀僵直。吉娅达在橱柜后面一步一步指导她，同时观众提的问题也越来越长了。

吉娅达递给琳达的一盒通心粉被琳达不小心打翻了。

吉娅达让她磨胡椒，琳达机械地转动着瓶盖，直到主持人按住她的胳臂才让她停下。

"我们这是通心粉胡椒，不是胡椒通心粉。"她说。

吉娅达让琳达切点儿罗勒。这次她总算从柜台上仅有的两种香料中做出了正确的选择。吉娅达非常高兴："不赖啊！"

现场节奏单调乏味，但还算简便易学。以后我也能重现这一幕。炒西葫芦的时候，吉娅达手中出现了一盒牛奶。这是从哪儿冒出来的？她为什么——哦，不！

"你看它们怎么和在一起？"她问琳达，把勺子指向炉子，"放松点儿，现在软滑多了。"

吉娅达拿起一大块三角形的奶酪和一条细长的刮刀："多放帕尔玛干酪。"她边说边刮，"然后把虾烤好了放进去。"

厨艺秀常有这样的问题。我耐心地坐在那儿，做了 15 分钟笔记，然后就冒出来一个什么关键配料令整个菜谱对我无用。我的盐渍通心粉不软滑。它不可能软滑。我被诅咒受困于黯淡无虾的通心粉。

吉娅达就不同了，她的生命充满美食热情。她的双手紧握在胸前，为油炸西葫芦花饼而晕厥。这是一次真的晕厥，无线麦克风发出轰隆声。当观众问到如何固定松露的时候她又高兴起来，告诉他们要在蜂蜜结晶的瞬间把炸好的面包拿出来，热情地赞美那是她家乡的最高款待。

我说过她苗条得多完美吗？

甜点总是有干酪和硬饼干，两者我都吃不了。做助手的志愿者越来越帮不上忙了，舞台上挤满了下一代美食家：5 个 10～12 岁的小姑娘，1 个眼睛刚能到柜台的 5 岁小孩，一个把自己凸起的肚子介绍为"梅根"的孕妇，还有一些一脸无辜的未成年人。

吉娅达舀了些奶酪放进食物处理机，我对于它们吃起来会怎么样或者应该怎么样毫无概念。或许这正是情色文学的真谛：从毫无意义的图片中获得极大愉悦。我的思绪回到学校岁月，我的朋友会冲进别人的宿舍宣布："我从网上下载了夏奇拉！"一开始我还高兴呢，他们的音乐品味延展到拉丁女子流行音乐了；结果他们那个版本的夏奇拉得关了声音看。

回到舞台，随着不间断的菜刀切菜声，意大利咖啡粉混合着通心粉产生了一种性感诱人、令人蠢蠢欲动的棕色油脂。但这对我来说毫无吸引力。那里没有我的未来。我就想去冲个澡。

吉娅达时光结束了。她对大家表示了感谢，退回到后台。艾美和我随着人群穿过一排又一排赞助商陈列板和供应商桌，每一个都是一种味道，令人眼花缭乱：烧烤酱、奶酪、花生、香蒜酱、红糖、酸辣酱。

在远离奶酪的某个地方，我注意着所有的可能性。我从来没见过那么多调味酱。每一份都在你经过的时候跳出来抓住你。你可能成为销售吗？只想要点儿样品？美食记者？他们不喜欢我拿起罐子仔细检查标签的样子。我在弄乱他们的陈列。

对于所有我决定尝试的酱料，我的嘴巴都要面临接下来的一系列挑战。用来试吃的器具是没有标记的薯片和椒盐饼干。我得小心点儿。椒盐饼干的成分通常是面粉、酵母和盐，但是现在的主流产品还包括白脱牛奶。有些青柠味的玉米薯片可能有牛奶提取物。

"我能问问这是哪种薯片吗？"我问一个销售人员，最好他能拿出来一包原料供我检查。

"便宜的那种。"他说，"您想了解调料的哪方面啊？"

我阻碍了宝贵的客流。大多数供应商并没有国内的货架，它们依赖的是网络营销和批发，并指望哪个知名博主能推荐它们的产品造成病毒式传播。对于大企业来说，他们知道如果不能每天轰炸消费者，那就基本没戏了。人们会喜欢免费样品，但仍转而选择便宜的替代品或者能直接送货上门的其他品牌。

大多数人选择这些途径，但不是全部。美食家就不这样，食物过敏孩子的家长也不这样。对他们来说，忽略时间和距离去追踪想要的品牌是家常便饭。但附近的超市不再出售"桑德拉之友"的燕麦葡萄干曲奇时，我妈妈和代理商达成协议，分批购买这种曲奇直到厂商不再生产为止。我们成了信仰说客，连我玩伴的父母家里也几乎人手一包。

大概在第15种辣酱和第22种热汁之间，我开始觉得麻麻的，既可能是希望的微光也可能是因为过量的辣椒素。我想的是，美食家是怎样养成的？对品牌的挑剔？对出处的着魔？对烹饪技术的好奇？对食物过敏的成年人又有什么特征？都是一样的。我的基因并没有给我一辈子无聊的饮食。说不定我能成为一个天生的美食家。

我看到有一个演示处簇拥着一大群人，走过去我看到了电视明星卡拉·霍尔正在做花生汤。霍尔是华盛顿人，长期在烹饪学校教课，也是华盛顿新的服务/烹饪公司投资人。她是"顶级厨师"节目第5季最受粉丝欢迎的人，可能是因为她"用爱做饭"的积极态度，也可能是因为她拒绝加入任何对身体来说没营养的东西。

对我来说，霍尔比赛的亮点，是在要求竞赛者为食物搭配鸡尾酒的时候。作为一个不喝酒的人，这位"厨师考官"并没有妥协信仰而使用烈酒。她也没用"无酒精鸡尾酒"来掩饰没有酒精的事实。她的做法是，用蔓越莓汁和姜汁汽水加入青柠苏打，这杯饮品回到了它的本质——好喝。

现在她用长柄勺给周围饥饿的人分汤。有人问起如何避开奶油中的高热量，霍尔说她是用豆腐来保持肉汤的均质性的。一位长者问她是不是打算开一家自己的餐厅，她否认了。我问她的烹饪学校是不是考虑为食物过敏患者开班。她转过来看着我。

"我认为这是个非常好的主意。班上应该提供所有的替代品，是不是？如果你不喝奶，用这个；如果你不能吃花生，用那个。"

　　我应该对她的热情感到欣喜，但我的心一沉。所有的替代品？有那么多有价值的美味。她应该说有能力组织一个美食烹饪班根本不需要使用牛奶、花生、鸡蛋或小麦，不要说替代品了。而她却要人为地引入我企图摆脱的过敏中心精神。有人在耳语：你永远不会成为我们。

　　一名助手试图递给我一份卡拉汤的介绍，但我摇了摇头。我都没看成分表，"用爱做饭"并不是一切。

……

　　我成长为一个保守的美食家，慢慢延展我的餐盘①。虽然我知道在餐厅可以要橄榄油，但我 20 岁的时候站在沙拉吧前面看着一盒切好的黑橄榄，心想："我打赌我也可以吃这些。"我很多年没吃茄子了，并不是因为我对茄属植物有反应，而是因为茄子这个词让我不舒服②。而像龙虾这些食物在家吃太麻烦而在外面吃又太贵。我渐渐习惯重复，简单成了麻醉。

　　几年前，我在朋友的派对上抱怨新派"复合"美食。"复合"就是说永远有些意想不到的成分。例如，香蒜泡沫或辣椒巧克力装饰使食物成为我从菜单上完全看不出来的死敌。我痛恨地看了一眼盘子再叫人把它端走。这既浪费他们的食物也浪费我的时间。

　　但是，寿司！我对寿司的咒骂逐渐变成了颂歌。新鲜的鱼根

---

① 表示尝试新食物。——译者注

② 英文的"茄子"eggplant 中的 egg 是鸡蛋的意思，而我对鸡蛋过敏。——译者注

据传统组合技术优雅地结合在一起。没有随机出现的蜜汁，没有自以为是的色拉调味汁。寿司是安全的。寿司是可怕的。

派对主人的男朋友是一家本地杂志的主任编辑，计划邀请我写一篇华盛顿寿司连锁店的综述。我的文章包括怎么用筷子搞定生鱼片寿司、高级三文鱼寿司带来的快感，对海藻沙拉有详尽的描写——切成三角形加上芝麻油——简直像在家看《阁楼》杂志。这是来自读者的评论，于是杂志邀请我成为固定评论员。

于是我发现，尽管过了 20 年战战兢兢的日子，我依然爱美食。我乐于描写厨房琐事。我知道芒果与腰果有关、腰果和开心果有关，这些事实都是我对敌作战策略的成果。我现在可以咨询越南河粉的汤底是牛肉、虾还是蔬菜，不是因为过敏而是作为美食作家。

我邀请全家和我一起在城里进行一些"试验"，用他们的印象来充实我的经验。多年来，我妈妈不断在点菜时改变主意就为了给我口吃的，现在很高兴可以点些我确定"不能吃"的食物。在椰汁虾之类的问题上，她成了我的专家。

我爸爸可能对他在军队心理运作部门①的日子还有点儿怀旧，总是扮演评论的负面部分。他并没有表现得很酷，总是向经理进行自我介绍。在一餐鸡肉干和炸车前草后，他抱怨咖啡是从加勒比进口的，他尝得出来。他坚持需要了解混合物的名字，因为我可能会在评论里提到它。

服务生很快回来了："先生，是新鲜炮制的麦斯威尔。"

虽然我很喜欢写这些评论，但我并不会成为下一个露丝·瑞

---

① 负责心理情绪侦察的部门，PSYOP。——译者注

歇（知名美食评论家）。我的能力有限变得越来越明显。我需要
评论一个以比萨饼出名的意大利餐厅，在评论里我写到薄饼"香
脆完美"。我说"完美"，是因为我和玛格瑞塔午餐约会的时候她
喜欢她的比萨饼，她说马苏里拉奶酪很好吃，而我进行了忠实的
记录。

我就是为了好吃这个目的继续工作的。我盘子里是干巴巴的
通心粉，没有奶酪，没有香肠，没有肉酱。这些根本不是餐厅的
特选。我又怎么能基于它来进行点评呢？这不取决于厨师如何设
计口味，而取决于我能吃什么。

我的评论变成了反刍式的成分列表，用一些调料点缀。然后
编辑建议我评论一家新的法国餐厅。我试着描述了一顿没有黄
油、奶酪或牛肉的高卢美食，然后就发现我的职业终结了。短短
2年，我的评论生涯来去匆匆。

厨师有时也会发现，在无视过敏的菜单中，他们也并不总能
站对队伍。在2009年《大西洋月刊》的一篇文章里，一名华裔
美国厨师蔡明昊，詹姆斯比德基金会获奖者、大众电视节目"明
式简易烹调"的主持人，说他因为5岁儿子的过敏而被一家马萨
诸塞州的餐厅拒绝。入座前，蔡明昊要求对话餐厅经理，提醒他
自己儿子对花生、坚果、小麦、豆类、奶制品、鸡蛋和贝类严重
过敏。

"本以为他们会表示尽力而为，至少也表示宽容。结果他们
礼貌地表示'我们不能招待您。'"蔡明昊回忆说。

于是蔡明昊成为了食物过敏网络（FAAN）的代言人，尽力
扭转当地餐厅对过敏的态度。在他1998年在韦尔斯利开业的

"蓝姜"餐厅，他开发了"食物过敏指示手册"。这个三环装订物列出了每道菜的详细成分，为所有疑问提供了有效又可靠的回答。这就不会像我总是听到的那样："我们不知道汤里有什么因为主厨晚上不在。"

从洗盘子，到做沙拉，到打开亚麻布餐巾，蓝姜餐厅的每个环节都避免交叉感染。蔡明昊强调，创造安全厨房的关键是好（且免费）的技术，而不是昂贵的替代品。他要求他的厨师把原材料尽可能地分开且分开尽可能长的时间，这一习惯已经在他的厨房文化中扎根。

"每个人都知道在处理过生鸡块之后要么换案板，要么彻底洗干净刀和案板，这样才能避免沙门氏菌感染。在我们蓝姜，所有原料都被和生鸡块一样对待。"蔡明昊在他的文章里说。

感谢蔡明昊和 FAAN。在 2009 年，马萨诸塞州通过了食物过敏安全条例（参议院议案 2701）。这一议案要求所有餐厅在厨房张贴过敏警告海报，列出八大过敏原、反应症状以及应急反应预案。餐厅需要在菜单上注明每道菜的详细成分，顾客点菜时应告知服务生可能的过敏情况。这样也能在某种程度上保护供应商。他们利用与 FAAN 和马萨诸塞餐厅协会合作的视频培训餐厅经理如何处理过敏案例。

如果一个餐厅能遵守这些规定，甚至还自愿修订出餐厅自己的"食物过敏参考手册"，则会被马萨诸塞公共健康部授予"食物过敏患者之友"的称号。

明尼苏达、纽约、康涅狄格和宾夕法尼亚也设立了相关的法律法规。但即使在政府没有相关规定的地方，也有越来越多的人意识到需要对过敏加以关注。美国餐厅协会向各个会员单位提供了免费手册，"欢迎食物过敏的顾客，"令我亲身经历的一些氛围更加明确了。作为一个食物过敏的顾客，你要了解的是：

他们知道应该由有知识、高级的接待员为你下单。所以如果你突然面对一个新的服务生，这不是在拒绝你。

他们知道不能使用任何意外污染的盘子，从擦盘子的环节就开始了。如果你对此表示怀疑，就有权伸张你的权益。绝不能有通心粉盘子边上的奶酪。没错，夏洛茨维尔的维瓦斯，我盯着你呢。

当然，关于"安全"的最终决定权属于顾客。如果你的肠胃说，他们拿出来的食物让你不舒服，不管是因为顺序搞砸了还是因为服务生不可信赖，你都可以礼貌地宣称，你不准备付账，而且无需对此感到愧疚。

最后一个准则令我后悔以前尝试甜品里所有"完全不含奶"的雪芭都欺负过我。我本可以节约大量的时间、痛苦和钱，而只需允许自己在瞥到盘子边其他口味痕迹的时候开口说："对不起，这不行，无论如何都不行。"

美国烹饪学院（CIA）与美国花生委员会合作，在它的网站上提供了更详尽的指南。他们希望像现在接触餐厅一样，以后可以直接接触厨师。坦白地说，这个行业需要帮助。芒特西奈医学院嘉法食物过敏中心进行了一项 100 个餐饮企业参加的调查，调查的结果令我感到恐慌，因为 24％的人认为"少量是安全的"，35％的人认为油炸高温能摧毁过敏原。对我来说，后者更为麻烦，它在菜单上就是炸虾或是炸奶酪条配薯条。

CIA 网站打破了这一切，网站上把规定写得条条杠杠、清清楚楚：煮过奶酪团的水不能重复用于煮通心粉。切过奶酪面包的案板不能继续使用。冷切的熏香肠可能含有微量的坚果。蟹足棒里经常含有鱼和蛋。别忘了早上做的香蒜汁里可能含有奶酪。高汤冻、酱油和冰激凌里都含有麸质。如果有人对牛肉过敏而点了鸡肉，则用烤架烤制鸡肉之前需要仔细检查。

CIA 的页面被简单区分为蛋白质和传播物。适合过敏者的菜单并非技术上的妥协，而是了解厨房工作的更多维度。任何人都可能拿一盘豆腐给大豆过敏的人，但是高级厨师可能知道用印度奶酪代替豆腐。而我的情况是，厨师经常给一个奶油状的替代物，下面垫着鳄梨浓汁。

虽然餐厅老板经常把二者混为一谈，但是安全是一种权利，不是奢侈品。富有创意的西班牙厨师杰瑟·安德鲁的食品集团宣布过敏者菜单时，我被吓到了。我不得不嘲笑他们为餐厅利益而划定的诱人红线。

"对奶类、豆类、花生和坚果过敏的人可以选择我们诱人的三文鱼三明治、烤三文鱼前菜、三文鱼沙拉、黄瓜和混合薯片。"这是媒体做出的承诺。还真是前所未有的诱人和解呐。

"Oyamel 餐厅的玉米饼是玉米做的，对于麸质过敏的顾客来说是理想选择。我们提供 9 种不同的选择，包括乳猪和绿番茄酱。"

好吧！素食和乳猪就是给我们的全部回答。我做梦都想有这一天。

高档餐厅就这么一回事，那么大众连锁餐厅呢？快餐店呢？

我发现到处都有不含麸质的菜单，但对其他种类过敏的感知还在不断发展中。从各种价值观来看，餐厅都已经发现一个安全的顾客才是一个回头客。就连芝加哥烤肉店都出现了不止一种不含麸质的比萨饼了。

在纽约，出现了一个连接食物过敏和餐厅协会之间的合作组织。"过敏女孩"斯隆·米勒从 2008 年起就开始组织她的"无需忧心晚餐"系列和会员单位了。与一些主流餐厅联手，米勒合作了对特定食物过敏的多道菜单。也就是说，餐厅有可能在某一夜变得统统没有奶类或花生。这些事件与食物过敏的人发生联系之后就事半功倍了，餐饮行业也能领会米勒关于如何更好地组织过敏顾客需求的经验。例如，别要"原味"的，这完全取决于服务生的解释。点菜的时候就说"只要"，比如"只要烤鸡和芦笋。"

虽然鼓舞人心，但外出吃饭还是需要聚精会神地在现实中起舞。我不再是一个想和朋友们在商场中找个安全地方吃零食的少年。我也不是坐吃山空的二十出头的小年轻。我到了需要在自己桌子上吃饭的年纪。我得做饭了。

我和亚当约会了很多年。他是我在 UVA 的杰弗逊协会认识的。我们还没住到一起时，我有个独占厨房的室友。亚当和我会出门吃早午餐。我们从我的住处走 8 个街区去月色烤吧，我们熟悉的服务员会端上咖啡然后问："你们现在点菜吗？我出去抽根烟。"亚当点了华夫饼和薄饼，涂上厚厚的黄油，或者点鸡蛋配奶酪。我点肉桂葡萄干燕麦粥配培根。

我不怀念 4 美元的培根或 8 美元的燕麦，我怀念的是早午餐的仪式。鸡蛋？华夫饼？薄饼？我永远不能和谁在家里吃早午餐。我的过敏阻止了一切。

是这样吗？

......

"亲爱的，帮我个大忙。"我走到桌边对亚当说，"我来付钱。"

他把椅子往后推了推，警觉地看着我："什么事？"

"和我一起做早午餐烹饪课。"

"哦。"他的视线回落到笔记本屏幕上，他正在浏览 XBOX 游戏《使命召唤 4：现代战争》的求助版块，"当然可以。我还以为是更怪异的什么事呢。"

这对我来说挺怪异的。早午餐对蛋、奶、瓜和香肠过敏的人来说冷酷无情。这是我选择它的原因。卡拉·霍尔的话几乎刻进了我的皮肤，我想看看自己能多大程度上进入"正常"的美食烹饪班。不要替代品。不要和解。

周日的研讨班建议情侣参加，但我对亚当说他只需要站在一边让我自己动手。如果我出现过敏反应，那就需要他接手了，我不想造成轰动。重点是证明我作为一个 29 岁的成年人有能力自己做顿小小的早午餐。

几周后，我们穿过冬雨来到店铺光亮的前门。店里共有 5 个位子，每一对情侣占一个位子，我们还自带了喷灯、搅拌碗和搅拌铲。亚当捧着一杯咖啡舒服地坐下来。我站在那儿，开始迎战。

打成粉的原料已经事先称量好了，放在一些鸡蛋、葱和香菇的旁边。我拿起一个鸡蛋，感到沉甸甸的，微凉。我看到几块不知道什么牌子的巧克力，在小塑料杯里有半杯牛奶，看起来好像胶水。我没有去碰它们。

厨师看上去和我们差不多年纪，对我们表示了欢迎。她身边还有一些系着白围裙的志愿者助手，他们通过帮我们的忙来免费得到菜谱，帮忙清扫食物残渣和脏的碗碟，倒掉含羞草（酒）。厨房精灵，我心想，接下来的 2 个钟头都要靠他们了。

烹饪班的广告列出了一系列菜单：意大利火腿配水果、松饼、菜馅煎蛋饼、巧克力慕斯。巧克力慕斯的部分吓到我了，但是我会先准备其他三道菜，建立足够的信心再来挑战牛奶、巧克力和奶油。

"现在，"导师宣布，"慕斯需要冷藏 1 小时后才能上桌，所以我们先做那个，做好后放进冰箱里。"

她开始讲如何在双层蒸锅里融化巧克力、分离蛋白、打发奶油，我耳边响起了微弱的轰鸣声。我盯着自己的咖啡，又让视线回到了教室前面，生怕错过什么内容。厨房精灵过来帮忙了。

"要榛子甜酒吗？"她问。

"是的。"我充满感激。

她在碗里洒了一点儿。哦。不是给我喝的，是慕斯用的。

"你要我做什么吗？"亚当问。

"没什么，"我说，"我来分离鸡蛋。"

"你确定吗？蛋白可能洒得到处都是。"

我盯着他，然后在碗边敲开了鸡蛋。我能行的。鸡蛋皮出现了发丝般的细缝。敲了第二下，没有什么反应。我在琢磨如果敲得再用力点鸡蛋会不会在我的手里爆炸，害怕过敏反应会成为我愚蠢的证明。

我把拇指探进裂缝里，双手把蛋壳打开，用手掌接住蛋黄，其他部分流进碗里，然后再把蛋黄扔进垃圾桶。我打上肥皂洗了两次手。我光是对付了一个鸡蛋的时间，旁边那对儿已经插上食物处理机开始打发鸡蛋了。

亚当拿着我们过于精致的喷灯，与一个精灵一起对付燃气罐。桌面的布置是适合4只手的，我们已经落后了。我想让他去对付所有机械的东西，比如按按钮或者拧转钮。我们终于艰辛地搞定了慕斯，把混合物舀进两个三角形鸡尾酒杯，塞进了冰箱里。完成一道菜。我举手要了一杯含羞草。

"我们已经做完了混合物，下面是肉桂糖松饼。"厨师说。我举手要了更多鸡蛋。

我们是这个屋子里的新手。其他人都开始用勺子做装饰花纹了，亚当还在堆砌我们的成品，像拿着桶和铲玩沙子的小孩。我企图把新鲜的豆蔻压碎混进面粉，把肉桂分散洒开而不是一坨。当我们把松饼混合物弄进烤模时，一个精灵冲过来擦干净滴下来的面糊。

"会烧焦的。"她解释说。

"哦不，我就喜欢松饼那个样子，"亚当告诉她，"那是我的标志性技术。"他总有本事用夸张来避免尴尬。"我加猪肉的时候都这么干。"他说。

在水果环节我比较幸运。"一般是用西瓜的，"导师说，"但我讨厌西瓜。"我们用了葡萄和切成片的梨代替西瓜。这是第一次，整个早上我都可以用双手操作食物：给梨削皮，给葡萄戳孔，用手指展开又折叠意大利火腿以便它们在叉子上形成波浪。

"看起来真不错。"亚当暗示着。我给了他一个，但不能太贪心，否则做得没有吃得快。已过中午，我只喝了含羞草。亚当咽了些形状不好但他说很美味的松饼。

"我难以相信它们那么快就做好了。"他说，"我也难以相信我能做某种烘焙了。"

其他情侣在我们周围放松地聊天。这是我对享受美食最嫉妒的部分：把一顿饭延展成几个小时。懒洋洋的节奏就是主要目的，这样就准备一个开胃的前戏。我真希望一碗燕麦片也能花费这么长时间，或者看起来这么性感。

"你们准备做菜馅煎饼了吗？"厨师问道。

我准备好了。我用刀切开香菇，把生姜切成条再切成粒。我没动大蒜，虽然自己还挺喜欢蒜瓣在菜刀下裂开的样子，但它令亚当头痛。我伸手去拿葱。

"你能不要它们吗？"亚当说，"我也不喜欢葱。"

我想拒绝——刀工是我今天早上最擅长的几件事情之一——但这只是一件微不足道的事情。他的舌头是这道煎饼的唯一裁判。把煎锅放进烤箱后，我突然意识到工作台上还有盐和胡椒在静静等待。我看看亚当。

"我们放盐了吗？"

他摇了摇头。菜馅煎饼从烤箱拿出来放凉后，仅仅 30 秒，用了五口，整个煎饼就消失了。

看看我干净的刀叉，一个精灵问道："你吃菜馅煎饼了吗?"

"被人偷走了。"亚当一边说着一边敲敲他的刀叉，"我又订了一份。"

我们到甜点部分了，慕斯完工了。导师分发作为装饰的薄荷叶，提醒刚才加了榛子甜酒的人在顶上加一勺切碎的榛子。

"要提醒大家的是，有一个需要注意的成分。"她说，"如果有人对坚果过敏的话。"我泛起一个微笑。在所有菜的原料里，榛子并不会杀死我。

现在只需要在慕斯顶上加上打发的奶油了。我一手拿着碗，一手拿着搅拌器，想找个合适的角度来打凉奶油。我疯狂地挥舞搅拌器，仔细让所有溅起的液体都留在碗里，直到手腕隐隐作痛。这不成形。我再次努力。还是不行。奶油开始升温了，马上就无法做造型了。

亚当温柔地从我手里拿过碗，用非常快的节奏把搅拌器推来捣去。他的手臂和手成了一道白影，而奶油渐渐膨发成形。"你需要全情投入，冒个险，"他说，"这对你这样的人来说是不行的。"

这起码是当时我听到他说的话。后来我才发现，他当时说的不是"冒个险"，而是"抖个腕"。但我受伤的内心听到了自己想听的话：评判。我找错地方了。

我从烹饪站走开。走过一堆玻璃，我注意隔壁房间是一个10岁还是11岁孩子的生日派对。烹饪课现在在小孩子当中也很流行。我很高兴在我小时候它还不流行。我只记得一个做饭的生日派对：通心粉加瘙痒。我们都穿上了派对围裙。第一步，我和大家一起把面粉堆成了小火山，然后他们拿出鸡蛋，于是我从第二步就开始远远旁观了。第三步，然后第四步到第六步。

这里的生日派对有些奇怪。除了妈妈们，还有些人隔开几米原地站着，他们的姿势充满警惕，与他们的休闲服不相配。我似乎听到一个学生说这是"秘密服务"。奥巴马。显然，奥巴马总统的一个女儿也在这个派对上。对名人的好奇超过了我的自怜，我转身告诉了亚当。

现在奶油完全打发了。他很自豪。我看他把奶油放在了慕斯上，看起来整件事我都做错了。我原来的计划是让亚当站在一边，而我自己来干所有的事，这才是战术上的胜利。但其实这并不是为了串起意大利火腿或如何把鸡蛋做成亚洲风味。

美食是用爱的过程来为食材增光，无论是爱自己，用好瓷器来吃简洁的食物，或是爱坐在桌边的另一个人。有一个人坐在我的桌边，而不只是站在一边，看我用慕斯杀死我自己。

"看起来不错。"我说的时候亚当已经开始吃了。我们计划在两年内成家。谁来打鸡蛋并不重要。

第七章　死亡之吻

2005 年 11 月 29 日，伦敦《每日邮报》的头版标题是《死亡之吻——留神坚果过敏的女生》。魁北克的一个 15 岁女孩在被送往医院之后不治身亡，死因是对花生的过敏反应。问题是怎么发生的？仅仅是因为凌晨 3 点和男友的一个激情热吻，而她的男友吃过花生酱。她的朋友们直到从她的背包里发现肾上腺素笔才知道她的过敏病。她有一个医疗警告手环，但她没有戴。

"如果花生还在嘴里、舌头或者嘴唇上残留，都可以引起反应。"过敏专家凯伦·西格曼医生接受《每日邮报》的记者采访时说。"过敏的青少年必须告诉自己的朋友们。如果他们要和谁约会，要告诉亲近的人自己的过敏情况，以确认他们不会接触到坚果或花生。"

亲吻真的是元凶吗？有人有过疑问。2003 年，梅奥诊所的论文集发表了一个病例报告，一名 20 岁左右的女性被送往医院时，嘴唇肿胀、呕吐、眩晕、痉挛、血压显著下降，而这一切都是在她男朋友的晚安吻后发生的。该女性对甲壳类动物过敏，而她的男朋友在不到一小时之前吃过虾。她痊愈了，但是经过了无数的治疗，包括泼尼松（又名强的松）、沙丁胺醇雾化吸入、肾上腺素静脉注射。

"吻，表达简单情感或热烈欲望的古老技术，最近被发现是传递食物过敏原的载体。"戴维·P.斯迪玛医生在报告中这样表述。这可能是斯迪玛唯一一次需要加上脚注的句子，句子引用自威廉·凯恩——《吻之艺术》的作者。

2006年春天，加拿大法医迈克·米隆宣称，魁北克15岁受害者的病例情况更为复杂一些。这个女孩除了过敏还有患有哮喘，她在派对上与一些烟民待了好几个小时，在她体内发现了微量的大麻。这些因素都加重了哮喘的发作，而并非食物反应；随后产生的大脑缺氧导致了她的死亡。她男朋友的花生酱吐司是下午6点吃的，到他们亲吻的时候已经过去9小时了，她当时已经觉得有点儿憋气了。

"研究显示，1小时后唾液中不再有残留的过敏原。"米隆在新闻发布会上说，通过对已知科学的阐释将男孩从余生的愧疚中解脱出来。

这个故事导致全球对"亲吻反应"的兴趣高涨起来。芒特西奈医学院对志愿者进行了试验，让他们吃下含有2勺花生酱的三明治。接下来，用多种干预手段中和花生过敏原，包括刷牙、嚼口香糖、漱口等。一些受试者什么也不干只需等上5分钟就测不到花生蛋白了（也许他们根本就没嚼，或者唾液分外强大），另一些人超过3小时后嘴里还有残留。根据《过敏和临床免疫杂志》发表的一项研究表明，恋人之间避免引起反应的万全之策——如果你非要吃点儿对方会过敏的东西——是等待4小时以上，并在亲吻前嚼点儿别的食物。

告诉那个周五晚上带你去吃晚饭或看电影的家伙。

十年前，当我刚 20 岁的时候，越来越多的朋友把关于亲密接触引起过敏反应的文章给我看，问我是不是听说过这些事情。我当然听说过。我是什么人啊，在我 9 年级的圣诞派对上，我迷恋的那个男孩和我玩瓶子接吻的游戏时我都拒绝了。为什么？因为他承认在游戏开始时吃了一把 MM 巧克力豆。

然后是大学里的男朋友，他始终与奶制品卿卿我我，直到我进入了他的生活。有一次，我们在他的房子里发生了激烈的争吵，他出去转转冷静一下，而我则躺在床上继续生气。他回来之后我们开始和解——和分辩。几分钟后，我躲得远远的。

"我以为你的过敏没有那么糟。"他说。

他出去的时候吃了一块巧克力。我跑到卫生间的镜子前，在锁骨上看到了一块荨麻疹。

那样的关系在这个世界上长不了。不是什么铁石心肠造成的伤害，仅仅是粗心大意就会带来危险。

在住到一起之前，亚当和我有几年不太成功的异地恋。他在弗吉尼亚大学法学院上学，我在华盛顿特区做一名记者助理。我们都缺钱，身心俱疲。周末，我们需要长途旅行才能相见。虽然小别胜新婚。但事实上，我们为了在他笔记本上看完一部租来的电影都得和自己的瞌睡拼命做斗争，屏幕总是有反光，DVD 机每隔五分钟就卡一次。然后我们爬到我小小的日式床垫上，或者是他用来代替床的席梦思上休息。

有个星期五，我在洲际 66 号公路上特别稠密的晚高峰中杀出一条路来，去他的房子期待一次"浪漫"重逢。我无视门口堆着的垃圾袋，无视客厅发出烂橘子的味道（承蒙一位除了橘子什么也不吃的建筑工人室友，于是房间里有堆积如山的橘子皮和白络），也无视亚当刚从健身房回来还穿着篮球短裤和汗涔涔的T恤。

无视一切，我跳上他的腿，把他压在半新不旧的格子沙发上，给了他深深一吻。

我也无视我知道的亚当运动后的惯例。一秒钟后，我在自己的舌头上尝到了牛奶的味道。我退了回来，把手掌捂在嘴唇上，但是太晚了。我的嘴感到了刺痛。

"你吃什么了？"我问，这才注意到了杯子上的白膜。

"阿华田。"他不好意思地说。

"你是谁？奶奶？"我呵斥说。

我从他腿上爬下来，在水龙头下喝了好多凉水，反应仍然没停止，又吃了一片苯那君。我坐在沙发上，张着嘴呼吸，鼻子因为过敏反应堵住了。我需要人工呼吸。

"对不起。"他说。但我其实是在生自己的气。约会之夜真是精彩。

每段关系都与信任有关。我们把自己个人的期待排在最前面，信仰、性、家庭、金钱，然后希望找到一个能尊重这些需求的人。在每段关系里都有信任破灭的时候。你会把伴侣的反应整合到这些时刻精挑细选，何时失控，何时放手；大多数时候我都做得到。但我无法在处理食物过敏的时候摆脱对疏忽的审判。每次的冲突都是脸颊上不可否认的一道荨麻疹。

有食物过敏的人，不得不成为周围人生活方式的守卫者。你在节食减肥，却吃了个奶酪汉堡，那不关我的事。但你吻了我，我就不得不去医院，这时你却自称整个礼拜除了芹菜和鹰嘴豆什么也没吃，那就关我的事了。

从前男友到现在的男朋友亚当，我不得不问你洗了吗？我不得不质疑。我不得不对他人的卫生习惯谨小慎微，不像情人倒像是妈。而我永远不可能放松。

女性时尚杂志强调好的关系之间会有"化学反应"。不止是谨慎的品质和习惯，还是激素、费洛蒙和各种蒙的短暂混合。我的食物过敏是否改变我的化学反应？我该做个洁癖的怪胎吗？我要找个严格的素食主义者吗？如果亚当某天早上醒来发现自己内心其实想做个渔夫我还能和他在一起吗？

似乎是觉得需要担心的事情还不够多，评价伴侣的"化学"又多了一个严格的维度（有点儿低俗）。那是人们关心的另一种过敏。我反对将之称为食物过敏，但在这儿暂时就这么说吧。过敏是由摄入或接触蛋白质引发的，任何蛋白质，食物的，宠物的，花粉的，精液的。

如果你已经排除了各种与性传染疾病相关的误诊和化学刺激，那可能就是罕见的精液过敏。但它确实存在。第一例记录是在 1958 年，荷兰妇科医生 J. L. H. 斯派肯检查一位 65 岁女性患者在性生活后发生了荨麻疹和支气管痉挛。过敏通常在女性 20 多岁时得到诊断，其他治疗无效的阴道炎有可能是由此引起的。诊断标准是使用避孕套时无症状。可以根据精液蛋白质进行针刺试验后的 IgE 反应来确诊。

这种过敏我从未经历过，但我也不能只把它当做黄色笑话中的包袱。一方面应该对伴侣诚实，另一方面我也很难想象在床上突然分开然后说"嗯我想我们之间有个问题。"身体反应与过敏反应一样恼人。不仅是任何接触部位的发红和烧灼感，持续几小时或几天，还有哮喘和其他系统反应。

长期后果也非常吓人。一旦被诊断为精液过敏，想要孩子的女性就得在排卵期前服用 7～10 天的泼尼松，以便身体能够接受无保护性行为带来的压力。任何服用泼尼松的人都知道它是败兴的杀手，还会带来迅速的体重增长和极度烦躁。如果那不管用，夫妻就不得不花时间和金钱进行试管婴儿，虽然他们明明有健康的精子和卵子。

有很多脱敏治疗的方法，比如使用近似情侣的物质。一个选择是接受小剂量过敏原的注射。另一个方法叫"阶段挑战"，不同稀释度的精液每隔 20 分钟放进阴道一次，直到能够耐受未稀释形态。

一旦耐受之后，过敏者需要保持对过敏原的某个最低剂量的接触。建议是性生活间隔不超过 48 小时。

你可以把它看成是乌云背后的银边。如果你或你的伴侣需要频繁出差，那可能就得在冰箱里留点儿分身，以便他不在的时候你当药用。

······

我和亚当的初次约会是在我大学二年级的时候。其实也不算是约会。更像是"嗨！桑德拉，我要去吃点儿东西，你想一起来吗？"我的脚下也没有出现玫瑰花。但如果你是一个在风暴中心的姑娘，这样的邀请足以胜过白马王子从金色马车里伸出的手。

我们去了欧洲咖啡吧，那是一个热门的约会地点，有便宜的地中海式三明治（从一个玻璃柜后面拿出来，跟小食品店似的）、希腊烤肉、炸豆丸子、羊奶酪、茄子等混乱、油腻而舒适的食物，赐予 19 岁的人们力量以战胜 10 页的社会学论文或一场疯狂的宿醉。咖啡吧的标志是一个大鼻子波浪发的女人——假设是古代公主欧罗巴——看起来像是用圆珠笔在餐巾纸上的简笔画。盘子是纸做的，叉子是塑料的。

"你能吃什么吗？"亚当问。

"当然了。"我兴高采烈地说，"我喜欢这个地儿。"

事实上我从来没在这儿吃过东西。这是学生的地盘，很亲切，对预防交叉感染或污染没做过多的努力。我等亚当点完菜，就打发他去找一张桌子。而我就向柜台后的人提了一个又一个问题。

最后我选了鹰嘴豆泥、胡萝卜和芹菜棒、一角皮塔饼，把盘子放在摇摇欲坠的桌子上。鹰嘴豆泥是一个错误的选择：颗粒的，有蒜，非常不适合吻前食用。但我很快就有了更大的麻烦。

泡沫。我努力忽略胸骨后升起气体的感觉，但它们渐渐来到了我的食管，越升越高。与亚当四目相对时，我猛喝了一口可乐，但里面放了太多糖浆。来了。来了。来了。

那是一个小反应，一定有什么污染了。胡萝卜和鹰嘴豆是无害的，经理发誓皮塔饼不含奶。后来我发现，原来工作人员认为羊奶不是奶。

　　亚当在发表一些关于电影的高论，我能做的就是坐直、点头、微笑、吞咽、再微笑。有时我的手指划过脸庞，希望我检查发热或荨麻疹的动作看起来像挑逗。至少，目前我的皮肤看起来还没有出现斑点。

　　40分钟浑浑噩噩地过去了。我们一起走回到市议员图书馆，他要去那儿的学习小组。我看到大门在他身后关上后，就立刻跑到隔壁大楼，找到一个付费电话，打给大学医院。然后我被救护车带走了。

　　只要我能尽力，我会掩饰自己的发作。有时是觉得起因很尴尬。10岁时的一个晚上，我在给猫喂猫粮，把干猫粮丢在洗衣间的地板上让猫追着吃；想都没想，我就丢了一块在自己嘴里。干奶、牛肉提取物、虾蛋白，谁晓得还有什么：哽住了。完蛋了。我那天晚饭时一言不发，还坚持跟妈妈说我没事。

　　即使是在更严肃的场合，也有尊严的成分。我想和关心我的人在一起，但又不是守护者。随着交往的深入，我发现过敏并不美好。过敏反应并不是一个精致的咒语，我只需要用手绢擦擦嘴就好，它是窒息，出汗，干呕。出去晚餐约会之前，我画好了眼线和眼影，知道它们在今晚结束时可能就会变水肿。我涂上润唇膏，不知道是会得到一个吻还是53岁有口臭护理人员的人工呼吸。

　　从欧洲咖啡吧之后8年和经历了数次分手之后，亚当和我又一次坐在一起吃饭，这次是在华盛顿特区的餐厅，离他租在我社区的公寓不远。此时，我已经约会足够多次，知道完全不要面包。但是，吃了几口沙拉之后，我又感到了熟悉的搔痒。

我去了洗手间，经过厨房的时候好好看了几眼。我可以看到人们混合沙拉的时候戴着手套，但是混合不同沙拉的时候不换手套。也就是说，切达奶酪中残留的油脂可能留在我盘子里的烤红椒上。

回到餐桌，我吃了一两片叶子，假装已经吃饱了。亚当陪我走回住处的时候，我沉着的面具掉了下来。我越走越慢，蹒跚起来，靠在旁边的铁栏杆上，知道自己快要倒在街头了。

"我们回家。"我说，"我需要回家。"

一进门我就跑进卫生间，我的肠胃翻江倒海。亚当在外面等着，每隔几分钟问一次："你还好吗？"

我应该还好。我不能让亚当看到我的样子，但又不能让他不顾而去。第二剂苯那君还没起效。我要晕了。

"你还好吗？"

我听到了提问，但无法回答。不好的反应有时是这样的，我的头脑中出现了超现实的画面。我的呼吸好像小提琴的琴弦，来回晃荡。前……后……前……

继续拉，我模糊地想，继续。

卫生间的门几乎要从铰链上掉下来了，被亚当撞开了。

"出去！"我怒吼着拉上了我的内裤。

发现我还有意识，亚当立刻回到客厅，关上门。

然后，紧急医疗救护技术员（EMT）队伍来了又去。亚当坐在我身边那被我称为床的细长日式床垫上。他伸出胳臂搂着我。

"帮个忙，"他说，"别骗我。"

我身体僵硬，抗拒着他的拥抱。让他看到卫生间的情况使我感觉耻辱。

"桑德拉，"他叫我，"你得明白。我不能想象怎么跟你妈妈解释我放任你的谎言不管——还让你一个人在卫生间不管。"

那一刻我明白了他的决心。即使我们已经认识了那么久，我们已经准备住到一起，我都不认为他准备好了要面对因为我的食物过敏而造成的成千上万的小麻烦。不光是过敏本身，还有过敏塑造的我的人生和人格。

我是一个复杂的待确认事项和待办清单，贴满了标签的文件夹。相反，亚当追随自然哲学，任何事情只要顺其自然就容易解决。无论是账单、袜子、泳镜、还是放了一个月的字谜游戏。他就像驱魔人一般光临我的公寓，唤醒了所有已知的壁柜和抽屉，让一切无处遁形。

这并不是说我就不需要警惕。在整个大学阶段，他还是会在自己的房间吃一罐花生酱，敞着盖，上面放一把餐刀以便随时享用。我去的时候，那个罐子会藏到别处——床头柜、衣橱、椅子。我说那是他的花生酱自由人。

即便已经成年了，他还是那种家伙。他堆积着喝了一半的汽水罐，用同一把勺子舀榛子酱然后舀冰激凌然后又舀榛子酱，同时打开三支奶酪。在他的厨房，他的地盘，我可以无视黏糊糊的台面或脏盘子。但一旦他的厨房成了我的，那就不仅是一个让我毛骨悚然的习惯了。那是会让我爆发荨麻疹或其他更糟糕事情的习惯。

"你把鸡蛋从那个盘子上拿走了吗？"我问道，"你在把它放进洗碗机之前或者拿它装别的之前得擦过。"

"嗯，你能把那个牛奶扔了吗？还在冰箱吗？我觉得已经喝完了吧。"我得指出，"你知道我碰不了。"

作为被不断挑剔的一方，一定很恼怒吧。我的过敏蔓延到了每个角落——合法的不满，我想偶尔还有经前综合征。生活变成了石蕊试验。你爱我吗？然后擦干净玻璃平板再试一次①。

有时我想自己是不是应该孤独终老。否则我就得接受一个现实，每周1～2次，我会在自己家里爆发荨麻疹。这可能是因为我擦掉了一滴橘子汁，然后发现台面上还有我那另一半的蛋白奶昔留下的一薄层乳清蛋白粉。也可能是我吻了他一下，来不及听到他说"我刚才咖啡里加了奶。"

我不是这个房子里唯一做出妥协的人。任何伴侣都得接受一个现实，有多个夜晚我会在门的那边垮掉、喘息和呕吐。在他头脑中闪现的那些夜晚，"万一她死了我跟她妈怎么交代？"

亚当和我住到一起几个月后，有一天我独自外出参加一个朋友的"沙龙"晚宴，都是华盛顿特区文学界的人，彼此素不相识。我进门的时候，我的朋友给了我一张作弊纸，所有宾客的名字都用粉色花体打印在上面。我们站在她可爱的乔治敦客厅里，试图让面孔与名字、名字与职业对上号。很快我们放弃了这项任务，开始赞美她的贵宾犬，那是一条威斯敏斯特大赛获奖者的后裔。

我们的女主人放下一盘温暖的糕点。小狗仔细闻了闻然后转身走开了。我试着拿了一个泡芙，觉得认出来就是我通常在超市

① 石蕊试验通常在玻璃平板上进行。

买的那种。但后来我发现里面填了虾馅。紧急警告！我的胃开始咆哮了起来。

晚餐的时候，我走过去抓了一个盘子。我目睹了里脊肉处理的整个过程，橄榄油、香料、加热，看起来很完美。但是吃了第一口里脊之后，我的喉咙开始发痒了。

哦，别。我觉得芒果是安全的。我喝过芒果汁，也吃过芒果沙拉，没有问题。但是在前两次接触之后，显然我的系统改变想法了。我的肠道绞痛。我打开钱包，摸到苯那君，把药片吞进嘴里。环视四周，我意识到没有被人发现。就这样吧。

我又尝了一口酒，看看自己还能不能咽东西。女主人的贵宾犬看来发现情况不对了。它坐到我旁边，用鼻子蹭蹭我的手。我沉默太久了。

深呼吸之后，我转向左手边的剧作家，问道："那么，您什么时候离开英国的呀？"

他说了一个很长的故事，但我几乎无法集中注意力。喉咙还在发痒。我应该找点清淡的东西安慰我的胃，但手边只有一小碗不管用的椒盐饼干。这个派对真是超乎想象。自制法国面包也有不确定成分。烤三文鱼呢？

我站起来拿了两片，第三片拿了一点儿，我的盘子里还满是芒果和猪肉，所以只能用手指尖拿着吃。我看起来像一个馋鬼，但这管用。不痒了。

"所以，你和男朋友一起住？"女主人发问了。

"是的，"我告诉大家，"亚当。他是律师。"我说起怎么在大学里认识他，我们初次约会的结局是我去了急诊室。我决心挺过那个晚上而不愿意被打上"过敏女孩"的标签。

到了甜点时间，我像每个人一样对各种杯子蛋糕发出了惊叹，但其实我不知道它们尝起来什么味道。薄薄的蛋糕盒在桌上传递，我注意到纸盒底部被奶油糖霜浸透了。传到我的时候我假装低头在钱包里找东西，以避免碰到它。

宾客开始向外走。我很高兴在陷入困境的时候撑住了，甚至在记者夫人给我一个糖霜之吻的时候都没有退缩。我走在车后面，感觉荨麻疹沿着那个唇印浮现在我脸上。

我进门的时候，亚当蹲在地上玩着 XBOX 上的星球大战。我俯下身亲了他一下，然后他打开了榛子酱的盖子。

"我要死了。"他提醒我，"晚餐怎么样？"

"挺有趣的。"我说，"直到我过敏了。"不再需要掩饰。苯那君的作用消退了。我感觉喉咙又开始发痒了。

"真糟糕。"如果我能说话，亚当已经知道不用问细节。他的目光回到屏幕上，"想看看我怎么打败机器人吗？"

"当然。"我说，"要是我吐了，不是因为社论。"我又来了一片苯那君，昏昏欲睡，蜷缩在了躲椅上。

好莱坞浪漫片里不会有这些：快速移动的光剑会变成催眠曲。你怎么会期待你的真爱会是一个在你睡觉时检查你是否还在呼吸的人。

……

高中时期，我初次对婚礼有了印象，婚礼有害健康。我情感的投射对象——一个印度人，有一天开玩笑说起孟加拉习俗的婚礼。在到达新郎家里之后，他说，女人们要用面粉和牛奶洗新娘的脚。

"牛奶?"我问道，是我听错了吧。

是的。新娘也可以只踏进混合物，印上她的鞋印，然后再进入房子，人们要喂她吃果子露。或者，我把果子露想成"一碗甜蜜的死亡。"

那天晚上，我回家后进行了研究。在所有重视食物的文化里，印度商羯罗式婚礼仪式就是一个又一个过敏原。曼呼帕（madhupak）则是新娘父亲要在欢迎新郎时给他吃的酸奶和蜂蜜。酥油①要扔进火里，然后人们围着它转 4 圈。

哪一关都过不了。我对这些仪式的过敏是显而易见的不可融合。他的父母绝不会让儿子"和那个白种女人结婚。"

我还是在密谋。此前我从没有想过婚礼。我开始给各种不同的婚礼文化传统归类，标上"有趣"或"要死"。在摩洛哥，要用牛奶给新娘沐浴以求洁净，再在手脚上绘上汉纳花纹。在意大利和希腊，新人走向豪华婚车的时候要把杏仁糖撒在头上。在捷克斯洛伐克的传统中则是撒豆子。在匈牙利，新娘要敲碎鸡蛋来确保未来的子女健康。在保加利亚，新娘要把鸡蛋放在装有麦子和硬币的盘子里再抛向头顶。

这些情境对我来说都是严肃的假设。高中毕业后，我经历了第一个有上千次婚礼的夏天：这个季节看起来每个周末都要穿上半正式的裙子，与谁的叔叔聊个小天，和谁喝多了几杯香槟的哥

---

　　①　一种过滤的奶油。

哥跳个舞。在人生的这一刻，我非常真实地接触到婚礼战场上的敌人。敌人的名字叫做蛋糕。

婚礼蛋糕的传统要回溯到古罗马时期，新郎要在新娘头顶上切开蛋糕（当时还是面包）作为她服从的证据。另一个温和的版本描述他弄碎蛋糕是为了带来生育。我很怀疑靠新人的这种做法就能实现的任何一种现实，就像如今分享第一口蛋糕难道就说明一叉子的爱或共同面对。

到 17 世纪中期，糖还不是很普及，欧洲婚礼上的蛋糕是"新娘的派"。中国人做的是一人份的龙凤喜饼，里面有红豆或绿豆沙，这一传统沿袭至今。有些新娘的派含有壮阳的成分，如牡蛎、鸡冠、羊睾丸，烹饪的时候会加入大量香料来掩盖原来的味道。简单的版本是使用肉馅、水果、坚果。

有时会在蛋糕里放一个玻璃戒指。谁找到它，谁在新的一年就会有好运。除非你把它吞了，那这好运可就难说了。

如今，还有大量不同的蛋糕风俗。法国用的是蘸巧克力的泡芙塔，里面有大量的奶油或者巧克力酱马卡龙；想象一顶满是奶油的巫师帽，缝线全是焦糖。挪威用的也是锥形的，堆上逐渐缩小的杏仁蛋白糖圈，一个摞一个，有时还围着一杯酒。在阿巴拉契亚，人们用的是"堆蛋糕"，每个出席的嘉宾都带来一圈蛋糕，用苹果酱或果脯堆在一起。这简直就是社交的晴雨表。这对新人人缘越好，他们的蛋糕就越高。

但是无论是香草海绵蛋糕、巧克力海绵蛋糕、胡萝卜蛋糕，都有一个共同点：它们会弄死我。

虽然传递或吃一块还可以，但这并不是说没有威胁。每个婚礼我都发现身边有无数醉醺醺的人，手指和嘴唇上满是能令我流泪或者爆发荨麻疹的东西。我成了过街青蛙，想从桌子走到门就要躲避每个握手、拥抱和亲吻。

我去参加每个婚礼就像去作战。我会多带苯那君，会查看肾上腺素笔的有效日期。我不停地对微笑的服务生递来的盘子说"不，谢谢"。我在开胃小吃中偷走花生酱椒盐饼干。我有两个哥儿们，因为有同一群高中朋友，所以常常被共同邀请参加婚礼。他们是我的掩护，被我喂食，所以我的盘子看起来不像是一口没吃。即使有这些预防措施，在我参加的 20 来次婚礼中，也起码有超过 12 次以过敏反应告终。

在一个婚礼上，我冒险吃了一点儿西红柿和两片生菜，那是用"专用托盘"给我送来的。但切西红柿的菜刀可能也切过意大利沙拉中的奶酪。乐队开始演奏时，我的一位教授邀请我一起跳舞。我们在缓慢的摇摆中来了一轮。

然后我就成了灰姑娘——从舞会上逃离，抛下一切，及时找到酒店的宾客卫生间。我几乎跪在马桶边，无视我的缎子裙子在瓷砖上挂丝了，开始吐了起来。

接下来的一小时我坐在大厅，一轮又一轮的朋友和同学陪着我，等我呼吸平稳才可以走回家。乐队的音乐透过接待处的大门传来。

"我大概就是对婚礼过敏。"我对一个姑娘说。

我大学里最好的朋友之一成了素食主义者。斯蒂芬妮认为我不但要在他们的婚礼上吃好，还要吃甜点。她给我发了一封邮件，列出了所有蛋糕的成分，从普通的盐和香草到古怪的燕麦粉和佛罗里达水晶浓缩甘蔗汁。后来发现婚礼指定的烘焙只有糖豆，她又和烘焙师讨价还价，要求在边上放一个没有糖霜的小蛋糕。于是烘焙师答应做一个没有奶、没有豆、素食黑巧克力的甘纳许。

"你能吃这些吗？"斯蒂芬妮问我，"这玩意儿可怕吗？"

我想接受，但是太可怕了。我尝过巧克力吗？但她看起来那么兴奋，而且摆平了那么多困难。

"让我们干掉它吧。"我回复说。

到了那个大日子，新娘切完蛋糕后几分钟就找到了我。时间刚刚好，我正向出口处移动。一开始我以为她空着手是来道歉的；但实际上她把东西藏在了婚纱的裙摆里，那是斯蒂芬妮为我特制的蛋糕，上面有黑色的花纹。

我等到她离开才咬了一小口，一定会有什么不对。但我的不满变成了赞美。蛋糕里面甘甜、湿润、100％是桑德拉之友。赞美上帝。

第二天早上，我给妈妈打了电话。没提天气、宾客、斯蒂芬妮有多美，等等，而是直入主题："我得跟你说说这蛋糕。"

"我有点儿担心。"几天后，妈妈承认，想到我要经历的婚礼。我还没有未婚夫呢，但我妈已经开始查找可以复制斯蒂芬妮蛋糕的素食烘焙师了。她构思了迷你乳蛋饼和魔鬼蛋的替代品。"毕竟，"她说，"像你这样过敏的人又不能像床单裹猪一样送出去。"

她没经历过身为新娘之母的浪漫时刻。她和我爸爸是在文森堂的小礼拜堂里结婚的，那是弗吉尼亚她父母家附近的退休社区。然后，他们在社区泳池边的娱乐室里分发了潘趣酒和曲奇。

在那之前，她姐姐的婚礼是在家庭车库办的，贴了纸粉刷了墙，看起来像个花园。母亲结婚的时候，我外祖母总提到的不是餐前小点也不是婚纱，而是卡尔，我的外祖父，花了几个月时间节约汽油，好开车去度蜜月。

我问妈妈，她在文森堂用的什么蛋糕。

"黄的……什么玩意儿。"她说，"我真正记得的是饿得发慌而没机会吃任何东西。"

没有继承到婚礼的任何仪式特性，如果我不想要固定化的新娘形象，就很难达成什么妥协，那天的一切都要满足我的需求。我得选一个不承办任何其他餐饮的地点，避免厨房里的交叉污染。我得选一个明眼人，让他们列出所有的烹饪用油。我需要检查所有的菜单、每一个标签。我要挖掘朋友们的烘焙师或者别的什么人，知道怎么用椰奶做甘纳许蛋糕。他们可以选新郎蛋糕——但也只能在桑德拉之友的名单里选。可能咖啡里都不加奶油。

我可能会把自己推向一场大灾难。我应该选择市政厅婚礼然后提供有意思的寿司。但身体的一部分期待一个晚上，每个人吃的是我每天吃的食物，而且吃得很好，很饱，不留遗憾。

一次就好。我会为最后一口蛋糕斗争。

第八章　在路上

　　我妹妹大学时在外面租房住，她找了纽约东部的一处公寓。沿着街道走一会儿就是克格勃酒吧。公寓里弥漫着烟味，而且圣诞灯饰一年到头都亮着，沙发上垫着复古式的天鹅绒，大瓶的梅乐红葡萄酒摆在客厅里。有人把枝形吊灯进行了改装，做成鸟巢以及一群昆虫的形状。

　　这是艺术气息浓郁的曼哈顿人的完美生活空间，他们的人生总是摆动于飞来横财时的富裕与失业断粮时的窘迫，风光时能够穿着 200 美元的鞋子，落魄时也会捡起路边的铁丝兴致勃勃地做成床边的装饰品。一天早晨，妹妹推开房门，发现客厅里模特正在为《花花公子》拍摄照片。但是多数早晨，她推开房门看到的是客厅沙发和当做梳妆台的餐具柜之间的一泡狗尿。

　　在纽约之行的最后，我和克里斯蒂娜（我妹妹）以及她的男友去他们最喜欢的餐馆吃饭，然后我就要搭乘晚上 9 点的火车回华盛顿了。这家亚洲风味的餐馆提供自助盖浇饭以及标价 7 美元的 Aguas Frescas（一种水果、谷物、花朵、糖和水混合的饮料）。就像东部的很多餐馆一样，这家也是以素食为特色，那就意味着大豆是难以避免的。当我吃了三四口盖浇饭的时候，喉咙就开始抗议了，我觉得是沙拉中的日本青豆没有挑干净，或者是蒜末和姜末为底料的调味酱中有大豆蛋黄酱的存在。我开始进攻那份彩虹色的米饭，吃掉了椰子色，不丹红，禁忌黑的部分，然后喝了一大口饮料，我的反应开始消退了。

如果早知道那盘作为开胃菜一起分食的饺子里面有虾（克里斯蒂娜的男友后来才想起来），我会更加小心。也许我就不会碰它，我只吃了一个饺子，而且据我所知，这并不是一次来势汹汹的过敏反应。小时候，我很爱吃大虾天妇罗。从 12 岁那年，有一天晚上吃完虾后我的嘴巴莫名其妙的产生了刺痛的反应，再加上对于贝壳类食物天然警惕性，从此就让我把虾划入了黑名单。

晚饭后，我打车到了宾州车站，在火车的东南区抢到了一个靠窗的座位，坐下几分钟后就开始昏昏欲睡。大概晚上 11 点的时候，我的头一震醒来，挣扎着睁开带着隐形眼镜的双眼。一时间没反应过来在哪里，只觉得喉咙很痛。

我受制于二相反应①的影响之下，在最初接触过敏原几个小时之后，我的柱状细胞重新开始恢复活力。这种反应从 20 岁就开始困扰着我，吃了腰果、芒果和（我现在知道的）虾后，就会像现在一样产生呕吐、腹泻甚至更严重的过敏症。而我却身处一辆运行的火车上，距离华盛顿还有 1 个小时的车程。

我拿出手机拨打家里的电话，希望接通亚当，让他到火车站接我，但是电话没有通。我目前的状态无法编写条理清晰的短信，只能坚持重拨电话，当进入语音信箱后，我从牙缝里挤出了

---

① 药物代谢的一种结合形式。——译者注

几个字："亚当，是我，我现在过敏了，很严重，你能不能……"

我当时弯着腰，身体侧躺在旁边的空位子上，目光朝向斜下方，一个穿着制服的半身进入了我的视野。我抬起头看到检票员正俯下身子，聚精会神地看着我。

"不好意思，这位女士。"

我继续讲着电话，"有人来了，也许……"我认为他看到我痛苦不堪的样子，会问我是否需要医生的帮助。

"这位女士。"

"你好，"我说，也许他们会停下火车？我这样想着。

"请挂断电话"

"额……"

"请立刻挂断电话，这节车厢是安静车厢，您不能打电话。"

我停止了通话，说道："这位先生，我现在需要医生治疗，我食物过敏了。"

他微微眯了眯眼，"对什么过敏？"

我说："对……我的晚餐"，我知道这听起来像一个谎话。几个小时之前，当我递给他我的车票时，我看起来很健康。他摇了摇头。

"这位女士，我不会再提醒你了，如果你需要打电话，请你离开我的车厢，我会一直看着你的。"他说完就顺着过道走开了，隔我两排座位坐着的看报纸的乘客冷冷地看了我一眼。我周围的乘客也都听到了我们的对话，但没有人询问我是否需要帮助。

"不好意思，会再打电话联络。"我给亚当发了这样一条短信。又过了十分钟，我支撑着走到了另一节车厢内。此时我也拿出了我的吸入器，摇一摇，喷一喷，再摇一摇，再喷一喷。一部分是因为身体需要，另一部分也在于想要证明我没有在做戏。我干咽了一颗苯那君，屈身坐在椅子上，用双拳抵住双眼。如果我要流泪的话，眼泪会在眼眶内湿润我的隐形眼镜。

多年来在旅途中有关食物过敏的问题，我和那些工作人员的短兵相接间，遇到的态度最好的人是满脸困惑，最坏的表现是粗暴乖戾。举一个恰当的例子：这么多年以来，如果我的路程时间长于 2 天，妈妈就会在我的行李箱内塞上一整条巨人牌意大利面包，以防我在旅途中误食过敏食物而发生危险。

在高中时，我和合唱团乘飞机去迪士尼世界游玩，安检员在我行李箱里发现了 20 厘米长的面包刀，她把它提在空中，大叫着问这是谁带的？我站出来解释说是为了切面包。我现在也能想象妈妈仔细打包时的画面：使用面巾纸包裹在刀刃上折叠八次做成刀鞘，使用橡皮筋在头尾处固定。牙刷、睡衣、内衣、长长的面包刀，难道每个人打包不都这样吗？

在假日里，我们家旅行时要为冰箱和微波炉做出额外的开销，而且要尽量自驾出行，每次都我的爸爸开车。妈妈会把对我安全的食物打包在一个行李箱里，包括家用的餐具清洗剂、海绵、盐以及胡椒罐，还有一个小矿泉水瓶，里面装着食用油。（他们还会塞进另一个小矿泉水瓶，里面装着伏特加，这是我直到多年以后才得知的。）

当无法自己打包食物的时候，她会坚持第一站先去一个杂货铺，即使有时候我们入住宾馆之前也要去那里买些东西。我爸爸会开着租来的汽车在停车场等妈妈，他把窗户摇下，不耐烦地用手指轻敲着车门，等待妈妈拿着"重要的物品"回来，如橘子果汁、一包爆米花、花生酱、椒盐饼干、冻豌豆或者利马豆、一包培根、干意式扁面、一盒纸巾、一听腰果或夏威夷果。我过敏不能吃坚果，这是为了哄我爸爸开心而为他买的。

多年以来，我的爸爸，作为一名律师，为夏威夷一家非营利组织提供法律支持，以保护当地的太平洋海岛居民的利益。这意味着他会定期地在欧胡岛开会。几年来，我们全家都会一起"蹭"旅游，一起游览夏威夷的其他岛屿，把这次商务旅行变成家庭的假期。几次下来，我们对夏威夷越来越熟悉。我们不再要求无咖啡因的科纳咖啡，我们也游历了夏威夷大岛的所有 14 种气候。我们也对毛伊岛的"租车服务"钟爱有加，这个夏威夷的第二大岛有海龟居住，长满了香蕉树。当我在二十四五岁的时候，那些"去夏威夷必做的事情"只有一件还没有完成，那就是毛伊岛的哈纳之路。

哈纳之路是一条蜿蜒 108 公里的夏威夷州公路，以它的热带雨林风光和 600 多个急弯而著称。它连接了人口稠密的中心城市卡胡卢伊和小镇哈纳。这趟旅行会走过 59 座桥，多数都有着百年的历史，其中至少有 46 座是单行桥。如果两辆车相对驶来，必须要有一辆车退让，不然就玩胆小鬼游戏。

传言称哈纳之路有它史诗性的一面，同时也是十分熬人的。多数游客在到达哈纳之后，就会在数小时之内开始计划他们的返回行程。否则他们就会搁浅于黑暗之中，当地人称此为"赶集般的旅行者"。

如果在之前的旅行中有人提议走一遭哈纳之路，妈妈肯定会一票否决。她相信男人（如我的爸爸）热衷于找到一个美丽的海滩景点，租房子……然后每天计划各种讨厌的活动，把日程填满，去阻止女人（如我的妈妈）躺在阳光下放松，或者有时间去读她打包在行李箱里的那本小说。公路旅行是令人厌恶的，而并非是冒险。更何况，我几乎可以想象出她会对爸爸说什么：谁知道我们能不能找到适合桑德拉的餐馆啊？

但是在这次旅行中，天平发生了倾斜，我日渐成熟，对于餐馆的菜单驾驭水平已经十分自信。而妈妈在第一天已经晒够了太阳，长椅显得不是那么吸引人。爸爸也邀请了他的同事詹姆斯以及女友，他们租了一辆黑色的敞篷车，为那 600 多个急弯量身定做了减震设计。为了能够确保跟得上同事，爸爸也租了一辆六缸汽车。这次哈纳之路就这样走起了。

我们得知这段路程要开三个小时。看上去 100 多公里路开三个小时简直不可理喻。但是在第一个小时过后，很明显，我们不能掌控自己的速度。因为这里没有超车道，也没有转弯往回开的可能，这里没有十字路口。锈迹斑斑的厢式货车和皮卡在我们前面缓缓而行。更糟糕的是，从反方向驶来的本地居民的车会三不五时不友好地向我们发出挑衅。

在险些和一辆浅灰蓝色的低底盘轿车发生剐蹭之后（司机怒气冲冲地看着我们，竖出中指，他六七岁的儿子在乘客座位上咧嘴笑着），我们看到了一个手工的标志，写着"双子瀑布"。我们靠边停车，谢天谢地可以下来伸伸腿了。

"瀑布离这里有多远？"我们向从树林中走出来的一家人问道。

"没有多远。"对方回答。

走到瀑布大概有 800 米，可以从最高处沿着绳子跳下瀑布，然后从下面自然形成的潭水中游出来。这里的风景很好，但是很明显我们是很业余的观光客。以上的行为纯属想象。我们也期待可以在沿途看到其他风景的指示信息，像满潮湖、黑沙滩等。但是都没有找到。这里没有休息室，没有卖新鲜菠萝的小摊，也没有地方能够买胶卷或者驱虫喷雾。

我们回到车里再次上路。随着每次转弯，我们被窗外充满异域风味的植被所吸引而陷入了沉默，这条哈纳之路沿着峡谷，让身在其中的人有了侏罗纪时代感觉。我们经过了一片被"染"成彩虹色的桉树林，树干上灰白色的外皮脱落后，会露出里面的薄荷绿、霓虹粉和橙色的内皮。

道路一直向前延伸。我松垮地坐着让我妹妹把她的头靠在我的肩膀上打盹。有的时候我们通过一座桥后才意识到错过了一个值得下车去看看的瀑布。

"我们会在返程的路上停下来去看，"妈妈充满希望地说。

我们终于到了哈纳，沿着开阔的海岸迂回前进。这里的海拔有几百英尺，不时会有小村庄在下面的远处露出头来。我们沿途没有发现一家餐馆。我吃了很多杏仁，喝了两听苏打水，现在我的胃已经咕咕叫了。

在进入第四个小时后的几分钟，我们看到了 16 公里内的第一个标志牌。上面写着：哈纳之路关乎于奇幻的旅程，而不关乎于终点在何方。

这是一个温柔的警告，让你到达哈纳后会少一些失望。你会发现这里的泥土路是那么的平淡无奇。那座"历史上著名的法院和监狱"只是一间带有外屋的小木屋,这样设计的意思是能够从外面上锁。是否也会为牢房数目翻倍而考虑?这就不得而知了。

我们在停车场附近遇到一个身穿破烂 T 恤的人露出晒得黝黑的皮肤,他坐在皮卡车里。我们向他询问在哪里能吃上饭。

他说:"只有一个地方,"一边说一边指向沿着道路的方向,"哈纳牧场。"

我们回到车里,在经过第一个拐弯后,爸爸看到了一个加油站模样的建筑,这是几个小时以来看到的第一个建筑。不知道它会营业到几点,他不顾我们的反对就向那里驶去。

又转了一个弯后,一个巨大的熔岩十字架——费根十字架出现在我们的右边,用来纪念费根把畜牧场带到了哈纳。

"我的天哪,真是太棒了。"我不禁发出了感叹。

我并不是在说纪念碑。我们左边,加油站的前方,是许多有奶油色墙、茅草屋顶的建筑物,以及一条曲折的私家车道和绚丽的多层喷泉。我们偶遇了哈纳·毛伊酒店以及 Honua Spa 会所,这也许是全美国地理位置最不协调的四星级假日酒店了。

换作平时,穿着皱巴巴的衣服和落满尘土的鞋子,我们也许会对是否进去而犹豫不决。但是在此刻感恩的心让我们顾及不了那么多,酒店也因地处偏远而不显得盛气凌人。这里还有礼物商店,有大理石铺地的卫生间。到处透着大气,有海神花和天堂鸟的装饰。几分钟后我们就在大厅内就座了,手里拿着菜单。

"你们今晚要喝些什么吗?"服务员问道。

"喝。"成年人异口同声地说。

如果故事在克里斯蒂娜喝完她的柠檬水后结束，或者在每个人吃完各自的食物后结束，这都是一次令人高兴的经历。我们的食物包括我点的沙拉（为了穿比基尼而节食）、爸爸和詹姆斯点的科比汉堡。甚至我也屈服于众人，额外点了薯条，以免在冗长的公路旅程中感到饥饿。

在我吃完自己那份薯条后，我又吃了妈妈那份，吃完她那份后，詹姆斯把他的那份薯条推到我面前。

"你要吃吗？"他问。

我大方地接受了。我是否饥饿到这个程度了呢？还是我只是在处于"过敏女孩"的自动飞行状态。准备吃完后就倒下被送回家？我把他的薯条从他放过汉堡的盘子中拿了出来，吃掉了。

十分钟后，克里斯蒂娜发现我变安静了，我只能用嘴巴浅浅的呼吸。他们把我从餐厅奢华的椅子上转移到大堂更加奢华的椅子上。我记得我的背紧紧地靠在靠垫上，然后就没什么别的印象了。服务员找来一个装饰着芙蓉花的大水罐，给我倒了一杯又一杯的冷水。

我的爸爸在压低声音和酒店经理说话，这时他已经确认我就是过敏了。如果情况恶化就危险了，哈纳没有紧急医疗机构。往东走只有查尔斯·林德伯格的墓地以及废弃的国家公园。

我们必须立刻离开，照原路返回。

我的爸爸是一个满身荣誉的陆军老兵，有很多故事证明他能在危急时刻保持冷静。但是在黑暗中驾驶 3 个小时，他的大女儿在车后座处于半昏迷状态，在多个发夹弯里容不下一个失误，完成这样高难度的事情还要颁给他一个特殊的奖章。

······

如果国内的旅行对食物过敏而言是困难的，那么在国外就是悲惨的。出错时候的成本更高得不在话下，多数医疗保险不会覆盖国外旅行，多数附加的国际险种并不覆盖过敏反应，即使之前从来没有被诊断，也会被认为是现存情况而被排除在外。如果你有任何海鲜过敏的历史，在第一次东京之旅时试吃海胆可不是一个好主意。同理，无论安东尼·波登在美食节目中说得多么天花乱坠，也不要贸然去尝试曼谷的街头小吃。

最简单的指令就是，如果你的致敏原在某个地方的饮食中是普遍存在的，那么你最好不要去那里冒险。我从来都不会去南印度，那里的印度烤肉和唐杜里烤鸡都含有奶制品。但是在北印度，大多数是用椰子奶，所以我还应付得来。

在 2001 年 12 月，我们一家人去意大利旅行。临行前，一个意大利人向爸爸打了包票，称每一道菜都加入帕尔玛干酪是意裔美国人的矫揉造作，当地人根本不是这样的。这大大缓解了我们的恐惧。实际上，意大利的传统还特别禁忌鱼和奶酪同食。（这种禁忌的真实原因不得而知，如果刨根问底，很多大厨会说因为奶酪的味道太冲，会压倒鱼肉本身的精致味觉体验。我最喜欢的解释却是，这直到这个国家的烹饪传统已经形成，这些上等奶酪的产地，像皮德蒙特、伦巴第、艾米利亚罗马涅都是封闭的内陆地区，因此这两种食材并没有时常见面。）

我已经过了那个"背把长刀切面包"去旅行的时期。这次我的秘密武器是一叠目的地语言的纸片，内容包括对我的过敏问题的描述，做到有备无患。现在有很多翻译公司提供这种服务，甚至会把内容打印成册。我就没有这样小题大做，我觉得这种东西越正式，越商业化，当地餐厅服务人员反而不会留神去看，自己还费好大劲去检索。你只需要挑选重要的点手写在一张纸上，就像名片一样简洁，给人的感觉是像公事一般安然度过这顿饭。

可以使用免费的在线翻译工具完成这些语句。但是最后要请精通当地语言的人做校对。毕竟"我对鸡蛋过敏"和"我的蛋蛋过敏"还是有区别的。饮食方面的一些建设性指导意见也是很有帮助的。例如，你可以列出对你来说安全的食用油的种类。

即使没有语言障碍，在不同文化对待过敏人士的差异也很大。在美国，如果有人在吃完鱼、蛋类或牛奶后，出现哮喘或者双手捂住喉咙显出痛苦的样子，旁观者会立刻觉得他可能是食物过敏了，并及时做出应对措施。他们会知道叫来救护车，并查看受害者的皮包里是否有苯那君或者肾上腺素注射器。我们的意识是很到位的。但是在英国，对这些食物过敏的发生率相对不高，往往真的中招后，旁观者不会有这样的反应。相对的，如果在吃榛子、梨或者苹果之后不舒服，往往能拉动英国人对过敏反应的警报。

在意大利停留期间，我的表妹萨拉订婚了，对方是一名宪兵队员。我们决定留在意大利参加他们 2001 年新年前夕在罗马举行的婚礼。萨拉帮助妈妈翻译了一段文字，列出了我过敏的食物清单。我们租了一间带有独立厨房的冷水公寓。我也邀请我当时的男朋友加入了旅行。对于能和认真交往的男友共同参加一场婚礼，我感到又兴奋，又浪漫，而且举办地是在玛杰斯缇克大酒店

（40 年前，费里尼导演的电影《甜蜜生活》就是在这里取景的）。我的男朋友崇尚法国，能够在意大利转入欧元区的当天在那里，他感到很激动。

到了罗马以后，我们租了一辆汽车，一行五人挤进了这辆欧洲样式的汽车里。一上路就错过了前两个环状交叉路口。后来负责开车的爸爸承认，他不到两周前眼睛做了激光手术，没有告诉我们任何人，他目前的视力有些"不在状态"，对于英文的路标，他只能看个大概，而那些意大利文的路标就更加分辨不清了。我的男朋友随即给这个脾气暴躁的陆军准将做起了导航员。

婚礼当天晚上，我穿上了黑色天鹅绒长裙。再一次挤进车里前往婚礼现场。酒店采用帕拉迪奥建筑风格，不难想象当年安妮塔·艾格宝走下大理石台阶时的风情。进到里面，橙红色的墙壁映衬出婚礼的浪漫气氛。萨拉将要在这里迎来幸福的时刻。几乎所有妈妈这边的亲戚都飞来参加婚礼。我们举杯庆祝旅途成功，当新人说出"我愿意"的时候，我们又喝了更多的酒。

随后的是精心安排的婚礼宴席。萨拉煞费苦心地叮嘱筹备人给我准备了特殊的食物。所有的一切都那么完美，直到最后的甜点——一杯新鲜水果，厨师可能想都没有想就撒上了黄油焗杏仁。我吃了两口，就感觉出异样，赶紧吃了一粒苯那君，然后就离席去找卫生间。十五分钟以后，我还没有回来，我的男朋友就意识到有些不对头。

其实我也没有成功抵达卫生间，途中我又吃了一粒苯那君，然后就倒在了酒店的一个侧厅里。我坐在一张装饰着长毛的缎子面沙发上，为了集中精力，我想要看清旁边花盆中的观赏橘子是不是真的，还特意揪了两片叶子搓碎闻了闻。然后我蜷缩身子躺了下来就失去了知觉。

我醒来后，发现妈妈坐在我的旁边，手呈杯子状捂在我温热的脑门上。我的一只胳膊当做枕头压在头下，双膝已经被长裙盖上，长裙经过这场挣扎后也走了样。

"你告诉别人了吗？"我问，"千万别告诉任何人。"

我的爸爸这时也走了进来，蹲下身看着我，我看到他的正装的肩膀部位也有些古怪。

"需要我扶你进去吗？"爸爸说，"如果你想再进去绝对没问题。"我不知道的是他刚刚出去挪了车，我们租来的车挡住了来宾的车。

我咽了咽口水，试试我的气道是否足够通畅。我觉得可以发出声音，我又咽了咽口水，过敏反应正在消退。我死也不会在后半夜坐在罗马城里的急诊室里，穿着普通的衣服，告诉医生我的状况。

我说："我没事了，宴会结束了吗？"

第二天，我发现了一个更大的问题。过敏发生后，第二天需要每隔四个小时服用保持剂量，但我包里的苯那君已经没有了，急需补给。

"你没有多带一些吗？"妈妈问道，"连一板都没有多带？"

她尽量掩饰着恼怒，21岁的我只是刚刚脱离父母蔽荫。我还认为她会像以前一样带额外的一盒呢。

"我们去那不勒斯，"爸爸提出建议"那里有一个军事基地。"

虽然距离这里有一个多小时的车程，但这看起来是最靠谱的方案。美国的军事基地就意味着有美国的药店。我们启程赶往那不勒斯。爸爸眯起眼睛看着前方的道路，试图回想起 30 多年前在到意大利就职时从这里通往那不勒斯的路线。我的男朋友担任运输护卫，哗啦哗啦地翻着地图，寻找有价值的信息。

我爸爸不知道的是，在"9·11 恐怖袭击事件"之后，所有关于这个基地的路标或提示都不再明确示与公众，以免其成为被袭击的目标。我们绕着那不勒斯转了好几圈，每一次都会绕进一个贫民区里。

"我们能不能问问别人呢？"我问道，同时伸手去把窗户摇了下来。外面防波堤旁边坐着的一群正在抽烟的年轻人看起来像是水手一类的人，也许他们会知道那个基地在哪儿。

"你不知道我们在哪儿吗？"爸爸开始咆哮了，"我们不会停下来。"

我们的那不勒斯求药之行甚至都没有下车，最终无果而归。回到罗马后，我们发现路边有一个黄绿色的十字，这是一个药店。我们进去后问柜台要了一些助眠的药物，虽然并不是我们所需要的，但是这些药物中含有活性成分苯海拉明，这是退而求其次的选择。

在接下来的旅程中，我并不需要再继续服药了。这次的过敏事故没有耽误我们在罗马的西班牙阶梯跨年，头上绽放的烟火，空中飞舞的五彩纸屑和香槟软木塞，滚滚的人潮，我们很是尽兴。我们也去了庞贝、佛罗伦萨和威尼斯。但是如果我孤身一人，事情又会怎么样呢？在过敏反应的时候，如果没有人找到我，还能有新年快乐的祝福吗？

有时候，朋友会提起他在大学时被交流到国外一个学期，或者暑假提起行囊只身前往阿姆斯特丹旅游。

"我希望我也能这样。"我就会心不在焉地说，我为什么不能这样呢？

回到家里，我会想起这些独自旅游、交流学习的事情从来都没有讨论的余地。父母认为这样的风险太大了。我也许会得到教训多带几盒苯那君。但是即使把整箱的药物塞进背包，或者对于我过敏的情况和旁人交代得多么详细，总会防备不了有厨师不断犯错，或者是服务员的故意算计，再或者是室友酒醉后的疏忽大意。并不是父母不相信我会尽全力去照顾好自己，他们不相信的是外面的世界。

......

去年 2 月，当我宣布我将会去新奥尔良，每个朋友都会给我一些建议，让我有哪些特色食物不容错过，像可丽饼、艺术摇滚餐厅的胡桃糖和面包圈之类的。

我的朋友乔治建议："避风港（Snug Harbor）的汉堡包绝对令人惊艳，是全新奥尔良最好的汉堡。再听听那里的爵士乐，绝对不虚此行。"

格雷格支招：看看那个墨西拿（Messina）餐厅还在不在，如果还没搬走，试试那里的木佛塔（Muffuletta）。

大概当他们得知我去新奥尔良的安排是参加食物过敏会议的话，大概就会意识到他们所说的食物都是我无福消受的。一些城市都会有它们最具代表性的招牌美食，像巴黎的红酒炖牛肉或者罗马的意大利面。如果这些东西你不能吃呢？

在一个寒冷的晚上走在新奥尔良的大街上，心里思考着我人生巨大的损失。前一夜，我听从了一个本地诗人的推荐，去了波旁家族餐厅去吃生蚝，据说这里的生蚝是全城最好的。我坐在吧台上，喝着 Abita Turbodog，看着他们一个接一个地撬开生蚝的壳，我的期待值不断攀升。

展示给我的半打生蚝肉肥美但却无法吸引我，值得注意的是，它的个头儿有手掌那么大。这就是我等待的美味吗？我看了看周围吃饭的人，他们在大口的吞食着洛克菲勒烤生蚝（生蚝上点缀欧芹、奶酪和面包屑烤制而成）或者丰塞卡生蚝（加入厚重的奶油、胡椒和火腿）。当然，这些生蚝不会获得多汁和口味清淡的评语，我宁愿吃盘子也不能吃这样做成的生蚝。

所以我走在波旁大街上，想着我是不是该略过晚饭，直接找个地方去喝些东西就算了。我不经意间看到我左手边饭店的招牌：

黑色的字体写着 Galatorie's（格拉托瑞）。

我对这个名字（Jean Galatorie）有印象，他是一个法国移民，在 1897 年支起了这个招牌，并在 1905 年将店移至波旁大街 209 号。田纳西·威廉斯在这里有固定的预约座位，并是电影《欲望号列车》的外景之一。我尝试回想这家餐厅的特色食物。啊，对，是克里奥料理，是法国、葡萄牙、西班牙、加勒比海、地中海、印度和非洲饮食元素的杂糅，美国本土的厨师也会加入玉米和月桂叶。换句话说，是我妈妈会警告我敬而远之的食物。

但我都来到了这里，腹中空虚，也迫切地想吃一些新奥尔良特色的食物。所以就一头钻了进去。

"请问一位吗？"女服务员问到。我确认，没有意识到我的回答让我在喧闹的楼下位置中谋得了一个座位，这里总是先到先得。服务员先让我在吧台坐一下，她们去把桌子收拾好。我点了一杯马提尼。当调酒师加入橄榄后，我担心我犯了我的第一个错误。

我问："这些橄榄填充的是蓝奶酪吗？"

他看了我一眼，眼神中有微微的受到冒犯之意，说："没有，填充的是鳀鱼。"

在罗马的时候，我对鳀鱼不过敏，我喝了一口，味道里有大海的咸味，果然与众不同，没有多数调酒师所用的老套的果味元素，感觉很奇妙，我之前听说过龙舌兰配鸡心，但是从来没听说过琴酒配鱼。

不一会儿，我的位置整理好了，是一张倚着支撑柱的餐桌，这样的柱子有 14 根。到处有黄铜餐具和镜子的反光，墙壁因为翡翠色和白色的对比而显得格外活泼。食客们的对话声和餐具触碰瓷器的声音交响，又被天花板上的电风扇搅动混合。

我打开皮革质地的菜单，逐一浏览着菜肴，每道菜都有一个高雅的名字以及不太详细的食材。我咬了咬嘴唇。对于我所认识的海鲜，都有一种我不太熟悉的烹调方法。什么叫 Meuniere Amandine？什么又是 Yvonne garnish？我所知道的以黄油为原料烹饪的大概有 Hollandaise 和 Bearnaise。即使是家禽类菜肴中，也有让我不知所云的东西。像鸡肉 Bonne·Femme、鸡肉 Clemenceau、鸡肉 Creole、鸡肉 Financiere、鸡肉 Saint·Pierre、鸡肉 Comet、鸡肉 Cupid、鸡肉 Donner、鸡肉 Blitzen 等。

一位身着燕尾服的男人出现在我面前，他的皮肤苍白，棕色的头发修剪整齐，脸上带着温暖的微笑，就是一眼看上去，想要把妹妹介绍给他认识的那种人。

他说："我叫普利斯顿，是您今晚的服务员，我看到您点了一杯酒，您现在还需要点些什么吗?"

"不要见怪，"我说， "我有食物过敏症，忌食奶制品和鸡蛋。"

虽然我已经排除了菜单上一大半的菜品，他的眼睛都没眨一下，没有去卖弄那些华丽丽的菜名，他推荐了 Drum，当日的鱼和洋蓟、蘑菇、螃蟹一起清炒。

"你会喜欢的。"他说，然后就问我开胃菜吃什么。

"大蒜绿蔬菜沙拉里面还有别的东西吗?"我问。

"没有，"他说，"只有很多大蒜。"

"那就好"我说。"我还对巴豆和黄瓜过敏，但我发现这两样好像和这里的菜品无关，所以就没有提起。"

他点了点头，"我们会照顾好您的。"他承诺说，然后就合上了菜单，传给了另一个服务员交给后厨准备。

我想相信他，拿起酒杯喝了一大口酒，突然想起有件事情忘了问。我把他叫了回来。问他沙拉酱料中有芥末吗？他说当然有，我要求不要芥末，然后在把用油的要求说明了一下，一个服务员给我推荐法式面包，有小足球那么粗，我没有尝试。

十分钟之后，普利斯顿把我的沙拉端了上来，无酱料也没有大蒜。一片新鲜并充满芳香味道的叶子贴在盘子的远端，是厨师摆盘时有意做的准备工作。他低头看着我。

"这是我见过的最令人悲伤的事。"他说，我出于保护性的把手伸向我的书。我以为他是在说我一个人吃晚餐，还用读书来排解孤单。然后我发觉他是在评论我空着的酒杯。"您接下来想喝点儿什么？"

我想再来一杯鳗鱼马提尼，但是他推荐了 Spanish White，我一边回想菜单上的价位在哪里，一边犹豫着。

"这酒不会超出诗人的预算吧。"我问。

"我不会欺骗您的，这是价格最低的酒之一，七美元，我想，如果您喜欢，我……"

"不用介意，"我打断了他的话，满脸通红，"我相信您。"

绿色的酒朴实但是清脆甘甜，我一边回味一边观察着周围餐厅里的服务。统一的着装，男士一律穿短上装，桌子的摆放紧密但不显得拥挤。但如果有人把衣物挂在椅子背上，无疑会被穿梭往来的服务员扫到黑白相间的地板上。每一次我水杯中的水喝到一半，都会有人停下来把它填满。有时候，他们擦身而过，也会互相照应，把手保护性的放在对方的背部，引导他躲过用餐者晃动的手肘。也有时候他们会在相遇时握手。

普利斯顿在回来时，腰部明显的一扭，将一个盘子放了下来。

"请慢用，Drum，棕黄油酱汁"他说。

我抬头看了看他，问："棕黄油，这是奶制品吗？"

"我很快就会回来。"他端起盘子走了。

我很高兴有更多的时间去看周围的人。如果有人说吃饭更多是一种社会礼仪，而并不是生存需要，证据就在这家餐厅。我能够知道为什么有人愿意来这里，会在早晨八点就来这里等待。比较有趣的一个故事是路易斯安那州参议员本奈特·约翰斯顿，他为了接里根总统的一个电话而走出了队伍，走进了餐厅，谈话完毕后，他从餐厅出来后又继续排队。

我周围的人都兴高采烈，有人在互相亲吻着脸颊，有人在举杯祝贺。我试图把他们的故事补充完整。那个最大的桌子上一脸幸福状的金发妹妹一定是在庆祝她的十六岁生日，那个把金发染成偏银色的人一定是她的妈妈，手指不停地摩挲着胸前的珍珠项链。我身后的四人组是二十年没见的老友，刚刚服务员点燃他们的 Café Brulot 后欢快地鼓起掌来，这是一个令人愉悦的游戏。那个身着泡泡纱的绅士一定是是新奥尔良最杰出的法官。他对面身着粉红色长裙和三角披肩的女士一定是他长相厮守的夫人。

这个时候，普利斯顿端着盘子回来了。我看到这次没有酱汁，盘子周围印着一圈店的名字，中间摆着一整块鱼排，上面有丝滑的蘑菇堆成塔的样子以及切成厚片的洋蓟心和大块的螃蟹肉。

"太棒了，"我说，"谢谢。"

"请慢用。"普利斯顿说道，微微点了一下头走开了。

我开始慢慢地吃着鱼排，咀嚼着洋蓟和蘑菇，最后把蟹肉吃得一点儿都不剩。最后对照着菜单，我发现这道菜的名字叫做"Yvoone garnish"，没有放黄油，它是以饭店老板外甥女的名字命名的。普利斯顿并没有做特别说明，他只是想办法把他们的招牌菜改动一下，让我可以接受。

当我吃完最后一块蟹肉，我知道这顿饭中有一系列不可省略的元素。就像房间的精巧布置、饭店的历史、让人舒心的服务、喧闹而令人欣喜的氛围，以及把自己托付给一个陌生的城市，在每一口食物下咽时所累积的那种值得信任的愉悦感，即使我是在独自旅行。这才是新奥尔良的味道。

当普利斯顿端上咖啡时，勺子把儿上也有店名 Galatoire's。我忍住没有把勺子塞进包里留作纪念，现在我对这个词感到十分温暖。

第九章　医生的真实想法

在我三十岁生日临近的时候，我前往新奥尔良参加美国过敏、哮喘与免疫学会（AAAAI）的年会。基于第一手的经验，我对于食物过敏的了解是自下而上的。去那里是想听听自上而下的一些声音，去了解一下医生们没有面对患者的时候，对于未来过敏的治疗有什么想法。

虽然我知道这是需要执照的工作，但我总是以私人关系的角度去看待医生。就像我的爷爷、叔叔以及从小就负责我过敏症治疗的专科医师莱特金医生。他们给予我专业上的建议和保护性的关爱。第一个认真交往的男朋友在高中时就立志当一名医生，我也曾经定期地去关注听诊器的价格，希望能够有一天买来作为毕业礼物送给他。

虽然在他去医学院之前我们就分手了，但是几年过后我们偶尔还聚在一起尴尬的喝酒。一天晚上，他提起会专注于耳鼻喉药物的研究。这让我很吃惊，我一度认为他会研制出攻克癌症的特效药，一举成为医学界的超级新星。他在高中时就曾经在本地大学的肿瘤实验室做助手，谁会去放弃癌症治疗的研究而转向花粉症和游泳性耳炎呢？

"这个领域里有很多研究要做。"他说着，一边喝着啤酒。

我对于他现在变成一个喝啤酒的人感到有些厌恶。我也对于我现在变成一个喝啤酒的人感到有些厌恶。在高中约会时，我们会从学校走去隔着两个街区的温蒂（Wendy）快餐店，我会点巴克（Barq）沙司和炸薯条。然后一起心安理得地坐在散落餐巾纸的桌子前，一边交谈，一边玩弄着能够伸缩的饮料吸管。在他咬一口蛋黄酱鸡肉三明治后，我会提醒他在这以后就不许再亲我，他手中拿着一根薯条，一边和我聊起他预测一种食物过敏的治疗方法会很有效。往事如浮光掠影。

多年以后，我们坐在市中心的一个酒吧里，在这个气氛尴尬的会见而非约会中，我想起了我们之间有什么东西已经面目全非，有什么还留着旧日模样。"耳鼻喉"和哮喘、过敏症关系紧密，也许他做出这样的选择中有小小的一部分原因在于他还想要治好我。也许我之所以这样想，有小小的一部分的原因在于我想要证明自己能被治好。

但是他之后跟着后备军官训练团绕道去了日本，在那里当了几年海军的外科医生。我的其他医生朋友都进入了儿科研究领域。而我现在来到新奥尔良，按照日程参加了美国过敏、哮喘与免疫学会的年会，有着橘红色的会议通行证，但没有旅游指南，我要靠自己了。

第一天上午，我去看了会议的海报展。那些用装饰板做成的可以移动的"墙"上，钉着会议中涉及的一些内容的海报，每张海报大概 1.3 米高，2.5 米长，每一排都有一个主题。从"哮喘、教育和缺少服务的人们"到"细胞因子和趋化因子",再到"免疫球蛋白 E 和过敏"。有一些研究带有直觉性的假定,如城市中的孩子更容易患上哮喘,辅以相关数据、百分比和图表。一些研究是通篇的行话与术语,如果不对相关的化学物质熟悉是看不懂的。

我找到了标记着"食物过敏"的那排展板。簇拥在这里的人出奇的多,人们在海报墙前涌动,有些人还向展出人员询问着什么。展出人员之间也不时费力地穿过人群去进行交谈。我好像走进了一个陌生学校的校友会,我不是那种自来熟的人,也没有同事和我一起。这里我谁也不认识。

但是,从某种角度上说,我感觉很自在,也许并不是因为这里有过敏学医师以及这个领域的研究人员,而是过敏本身。就好像这排海报是由那部古老的记录电视剧《这就是你的生活》的导演精心策划的。每走几步,就会找到困扰我已久的问题的答案。一张海报概述了"限制性"和"宽容性"过敏反应诊断标准的区别。一张海报证明了桦树过敏者中会有对大豆也过敏的人。一组四张的海报讨论了生牛奶与烘焙牛奶食物的致敏性问题。这里有经过同行互审的,还未在期刊上发布的内容,这些概要都被称为是"初步的研究成果"。尽管如此,如果你想要科学研究发展方向的一张素描,都可以在这里寻找。

一百次中有九十九次,在和很多人共处一室时,我是唯一一个在思考食物过敏问题的人。但是在这里,我周围的人不但认真思考食物过敏的问题,而且会把他相当一部分的职业奉献于此。从阿肯萨斯到荷兰,从东京到科克,从西奈山到曼尼托巴,支持这些研究的机构遍布全球。这让人感到格外兴奋同时感到深深的敬畏，我完成了从一个专家般的自满到土包子般自惭形秽的转变。

我沿着这排海报走了一圈，然后又重新看了一遍。我停在一张密歇根大学的海报面前，题目是"36个月以下的鸡蛋过敏儿童的流感疫苗注射方法"。时至今日，我从来没有打过流感疫苗，由于在疫苗成分在孵化过程中会带有鸡蛋蛋白质。海报用平缓、不带感情色彩的语言明确说明，这是一项过时的预防措施。

正当我读了大概10秒钟，试图去推翻我妈妈差不多30年来所灌输的关于流感疫苗的时候，一个有着暗棕色头发、鼻子修长的高个子男子走近了海报展示员。虽然他的外套不太起眼，但是举止风度感觉很犀利。那个密歇根大学的女研究者也一本正经地回答着他关于方法论和样本量的问题。当男子转身离去的时候，我不自觉地伸出双手触碰他的肩头。

"请问有事吗?"他问。

"我想问您一下……"问什么? 我也并不知道。我扫过他的胸牌，看到了一串首字母：F，A，A，A，A，l。

"我想问您一下……您是否是食物过敏和过敏反应网络组织（FAAN）的成员?"

这是我看到这串字母首先想到的组织的名字，但一说出口，我就意识到我错了，这个组织并没有这么多A，而且他也没有N。他的嘴巴微张，说道："不是，我是杜克大学的。"

把一个大学中的研究者误认成食物过敏和过敏反应网络的成员是够尴尬的，这情景就像在国会大厦把南卡罗来纳州的参议院误认为是说客，并不是不会发生但却不可原谅。他走开了然后在离我 5 米远的地方和他的团队会合。他们所展示的是一组海报，每张上都印着一个盾牌，有着独特的蓝色色调。我随着人群逐一审视着海报的内容，并停下来向他们充满敬意的点头致意，握手表示友好。

好吧，这可以说是一个可喜的开始。

······

在医学界之外，每个人都想知道的一个问题答案是：为什么食物过敏的发生率以如此惊人的速度增长？

有几种比较流行的观点。其中影响最大的是"卫生假说"理论。这种理论指出，和以前的人相比，现在人们在日常生活中接触到的寄生虫、细菌和病毒会更少，不安分的免疫系统会把矛头指向无害的食物蛋白。通常，这种理论也配合了当今儿童被过度保护，比以前的邋邋遢遢的"泥娃娃"们养的更加娇贵。

甚至还有这种理论的实验式治疗方法——寄生虫疗法。通过把少量的寄生虫卵子（如猪鞭虫）引入体内，来让食物过敏变得不太敏感。当然这种寄生虫对宿主的影响必须是良性的，关键是给免疫系统树立一个目标。患者会喝下含有寄生虫卵的水或果汁。现在市场上的早餐果汁都会有"无果浆""额外添加果浆""加钙""家庭自制风格""菠萝调和饮品"等宣传口号，如果寄生虫疗法取得突破性成果的话，将来可能会有"含有猪鞭虫"等口号的出现。

虽然这种理论听上去很吸引人，但是在逻辑上却值得推敲。它能够解释为什么食物过敏在发达国家比在发展中国家更为猖狂。但是为什么发病率在市中心会高于郊区呢，纽约城的地下室和街道也不是一尘不染。

另一种假说指向女性在怀孕期间摄入的叶酸，这种物质能够减少婴儿出生缺陷的概率。虽然没有任何原理能够说明叶酸和食物过敏有因果关系，但是在 20 世纪 80 年代，叶酸补充物的盛行与儿童过敏的上升是同时发生的。

与之对应的，有观点认为缺乏维生素 D 和哮喘、皮炎、过敏的发病率急剧飙升也有潜在的关系。延伸的研究发现，维生素 D 水平低下会加重哮喘，这不难理解，经过几次发病后，哮喘儿童往往就不会在太阳地里去踢球。有皮炎的孩子，妈妈也会在他外出的时候加强防护，避免阳光直射。

在过敏学医师的世界里，对于"为什么发生"这个问题在短时间内不会有定论。由于生活方式或者种族划分等因素，过敏者的表现过于多样化，无法得到有意义的结论。在过敏学研究的世界里，重点也放在对现有食物过敏症的治疗上。这里有看得见的人的痛苦，为了解除痛苦就会有投资和收益。就像迈克尔·波伦所说，那些研究团体通常会接受诊所的部分赞助，而诊所追求的是从治疗中获得利益，而不是防止疾病发生。

多数医生相信脱敏是治疗的关键。多年以来，过敏性鼻炎的主要治疗手段是基于致敏原的注射。但是也有其他的方法，在1905 年，德国就有相关的实验研究，通过舌头下方小剂量过敏原滴液的方法进行脱敏。

1910 年，纽约儿科医生奥斯卡·斯克罗斯接治了一个患者，是一个怀疑有鸡蛋过敏症的两岁孩子。他的妈妈注意到当儿子在玩弄空鸡蛋壳的时候，手和胳膊上会起红疹。孩子 14 个月大的时候第一次吃了鸡蛋，在吃了一颗溏心鸡蛋后，舌头和嘴的周围也起了严重的红疹。孩子第一次接触鸡蛋是在十天的时候，他在那时得了一次痢疾，家人用大麦汤加生鸡蛋清对他进行治疗。这是当时非常普遍的民间疗法。现在大麦汤也有人在用，只是不再加生鸡蛋清了。

斯克罗斯抽取了这个孩子的血液，再将它注射进天竺鼠体内，以测试过敏。然后给天竺鼠喂食鸡蛋。注射前，天竺鼠能够接受鸡蛋，但现在有了休克的症状。

医生决定用清水稀释生鸡蛋清，然后让这个孩子食用。孩子并没发生过敏反应。第二天，他照方开"药"，减小蛋清的稀释程度，还是没有过敏反应。如此几天，渐渐加大蛋清的含量，一直到儿童能够正常食用鸡蛋。在 1912 年，他发表了他的治疗结果，声称口服脱敏是一个可行的方法。但在当时，由李奥纳多·努恩和约翰·弗里曼所倡导的皮下注射治疗方法在前一年就牢牢地控制了市场，并在 21 世纪一直处在过敏治疗的主导地位。

······

口服治疗的概念在今天再度复苏，以舌下特异性免疫治疗（SLIT）和口服免疫脱敏疗法（OIT）两种方法为人所知。舌下特异性免疫治疗（SLIT）通过舌下放置药物的方式进行，药物在

1～2分钟被人体所吸收。目前最佳的治疗频率和持续时间还有待确定。这种方法的好处在于，使用最微量的致敏原，不经过消化吸收，同时兼具功效与过敏反应的低风险。

这种疗法很快就被延伸而出的口服免疫脱敏疗法（OIT）抢去了风头。以毫克为单位的致敏原和其他食物成分一起，以每日递增的服用量来进行治疗。由于致敏原含量较大，所以会带来轻微的过敏反应副作用，需要把副作用控制在打喷嚏、恶心、红疹和呕吐程度以内，不至于造成呼吸困难。虽然这种治疗方法会比舌下特异性免疫治疗风险更高，但是医生更加偏好这种技术手段。大概是因为这种疗法和日常饮食类似，并且能够从诊所治疗更加自然地过渡到家庭治疗。

多数口服免疫脱敏疗法的周期是几个月甚至几年。但是现在也在研究一种"快速口服免疫疗法"（ROIT），通过每次加倍过敏原的剂量（除非有严重的过敏反应）来缩短治疗时间，此方法的治疗周期会在两个星期或者更短。

会议的第二天上午，我受邀参加了食物过敏治疗的新进展论坛。我拿了一杯咖啡（免费的）入座，讲台上坐着三位顶尖的过敏学医生，他们可以被称作"A字三人组"，分别是休·A. 桑普森、罗伯特·A. 伍德以及A. 卫斯理·巴克斯。这些专家的名字被无数的文章提到过，今天这里一睹他们的真容，他们逐一做了介绍。

休·A. 桑普森博士来自纽约西奈山医学院，戴着眼镜，说话很直接，头发在额头上划出了一条二次曲线。

罗伯特·A. 伍德博士来自巴尔地摩的约翰斯霍普金斯儿童

中心，一头圣诞老人般的白发，令人叹为观止，同样戴着眼镜，外表看来让人卸下防备。但是他是《傻瓜如何防食物过敏》（*Food Allergies for Dummies*）一书的作者。

A. 卫斯理·巴克斯博士有着修长的鼻子，表情平和而庄严。啊！我显然见过巴克斯博士，他是杜克大学儿科过敏和免疫分部的部长，是食物过敏症研究领域世界上最顶尖的五位专家之一，也就是昨天我认错的那个人。

我希望他不记得我了。

会议组织者让专家小组参与讨论，其中包括全国开展的口服免疫脱敏疗法实验的最新结果，也包括比较小范围的舌下特异性免疫治疗。重头戏是由巴克斯博士主持，由杜克大学和阿肯萨斯州立大学协同完成的针对花生过敏儿童展开的实验，通过口服免疫脱敏疗法来提升过敏阈值的水平（吸收的无过敏反应的过敏原最大量）。

这些接受口服免疫疗法的儿童的过敏原阈值水平从之前的315毫克（大概不到一个花生）提升到5000毫克（大概相当于15颗花生）。最新发布的实验结果表明，55名5～18岁的鸡蛋过敏儿童分组接受口服免疫脱敏疗法和安慰剂疗法治疗44周后，接受蛋清口服免疫脱敏疗法的儿童中，有一半人可以进食鸡蛋而不发生过敏反应，安慰剂控制组中没有一个人可以做到。总的来说，这些研究是口服免疫疗法潜力的有力证据。

这些实验室成果出现在《今日美国》或《纽约时报》这样的媒体上时，被错误地描绘为治疗过敏的一种特效药而备受期待。新闻故事通常会附带图片，如面带笑容的孩子坐在餐桌旁，一副

"妈妈再也不用担心我的午饭"的样子。但是媒体通常不会以毫米为单位去测量成功，他们只是围捕距离成功最近的突破，即使是以准确性为代价的。问题通常会变成：他们可以在早餐吃鸡蛋了吗？那花生酱三明治呢？

记者不是直奔主题、张口就问终极解药的唯一人群。医生也每日面对着来自患者的不断询问，也对于一种医疗保险覆盖的，能够行之有效的疗法引颈而盼。

伍德博士告诉我们："现在医疗界每个人都在问'现在我能把这个拿到办公室投入使用了吗？'"

但是当在研究核心地带的医生们谨小慎微的同时，我们却看似求胜心切。这是一个漫长的过程。在每一次患者经历呼吸困难的时候，口服免疫脱敏疗法都必须要重新校验，而且任何一项数据不在医生的控制范围之内，原因可能是病毒感染，也可能是接触后操作过快，都会让治疗脱离正轨。

媒体报道和研究者的深思熟虑之间最大的鸿沟在于，脱敏和耐受性的差距。不断累积的证据表明，诱导脱敏的方法是有的，过敏者通过稳定、持续的接触性试验能够不再起反应。但是对于耐受性的测试，我们正在起步阶段，以保证过敏人士在没有观察治疗的情形下也能够安全地食用含有过敏原的食物。

换句话说，医生之间也会互相问，当口服免疫治疗结束后会怎么样？儿童会不会再次变得敏感？是否需要像服用维生素片那样去服用一些补充品来保证接触过敏原？

除了那个帮助花生过敏儿童脱敏的研究之外，杜克大学和阿肯萨斯州立大学也进行了耐受性的研究。12个孩子分别完成了

42～61 个月的口服免疫治疗，已经达到了脱敏的程度。在停止治疗后的第四周进行了口服食物测试，其中有 9 个人无过敏反应。

一方面，对这 9 个儿童是好事，他们能在饮食中加入花生了。但是另一方面，还有 25% 故态重萌的可能性。对于三个家庭而言，多年来的努力可能在一个月之后付诸东流。即使那些通过测试的人，谁能够保证再过一个月或者更长的时间内，他们是否会再次对花生过敏呢？

巴克斯博士称："我们现在还是在研究阶段，不会把这个疗法进行推广使用。"

根据食物蛋白被加热后发生的性质变化，科学家也在对不同的过敏级别进行研究。其关键在于表位的多样性。免疫球蛋白 E 抗体反应是指抗体识别到过敏原分子表面的表位，符合免疫球蛋白 E 的目标配对从而结合产生的。因为这种表位是三维结构，它可能原本就是如此设计的，氨基酸以原有的顺序排列（顺序表位），也有可能改变结构，本不相邻的氨基酸相连接形成新的排列顺序（构象表位）。

当食物以某种方法处理后，微波、清炒、打糊、水解、烤制等，就会产生构象表位。如果一个孩子的身体表位识别能力有限，会导致免疫球蛋白 E 抗体忽略被改变结构的表位的存在，就不会发生过敏；如果身体对表位具备多样化的识别能力，那么无论如何加工都会发生过敏。

......

　　了解了表位的角色，能够帮助我们解释很多食物过敏方面的谜团。以贝壳类过敏这个历史悠久的过敏问题为例。研究发现，那些对贝壳类食物过敏的人的身体通常有最多样化的表位识别能力，能够追踪出任何形态的贝壳类食物。无论是生食、做菜还是煲汤。

　　或者以坚果为例，坚果过敏人士对于多种坚果都避之不及，这是由于它们的表位搭配十分近似。一个对胡桃过敏的人也许会对夏威夷果蛋白过敏，因为身体根据表位近似的原则，把夏威夷果误读为核桃。一些科学家思考，花生过敏的疯狂是否和花生酱的氢化加工改变了花生普遍的表位形态有关。为了让花生在罐子里更加稳定，却让它在进入我们身体后不稳定了，从而引起过敏反应。

　　从儿科角度上看，医生会对患者病史上的矛盾找到正当的理由而松了一口气。桑普森博士说："我们之前都有过这样的经历，妈妈走进办公室，报告上写着自己的孩子'对杯子蛋糕无过敏反应'，医生对此感到很不舒服，如果我们在分子结构变化的角度上去看，我就不会做出这样的结论。"妈妈们也不要抓狂，有时候儿童只对生牛奶过敏，烘培后的牛奶是能够顺利通过免疫系统的。

　　坐在观众席里，我不断提醒自己这是一个新闻发布会，而不是一个讲故事的时间。我渴望分享我的第一手经验。我虽然确定有鸡蛋过敏症，多年来只偶尔吃过几次天妇罗，还必须在熟识的饭店，经过再三确认其中没有加鸡蛋才敢放心食用。多数餐厅的服务人员听到不加鸡蛋后的第一反应肯定是鲜鸡蛋，不会想到天妇罗外面的一层挂糊。西式做法都是用面粉糊，但我学习了更多传统日本料理的知识后，我很确信自己曾经不止一次接触过含有鸡蛋的天妇罗。但是过敏原在经过彻底的改造之后，让我的身体无从察觉，因此我也没有发生反应。

我得知真相以后，就再也吃不下天妇罗了。但是我又爱上了寿司，会偶尔点一些蟹足棒寿司卷或辣金枪鱼寿司卷。我后来也知道这些食物中会含有少量的鸡蛋。为什么我从来没有过敏呢？我因为尴尬而没有询问医生，怕因此而招致责备。

这些对于鸡蛋偶尔体现出的耐受性，我希望对于奶制品也能如此。很多人是这样的。在 2008 年《过敏症及临床免疫学》期刊上发布的研究称：预计 75％的对牛奶过敏的儿童，对加热的牛奶则具有普遍的耐受性。专家小组指出，这是一个十分令人振奋的数字。有两方面的原因：第一，这预示着人们有可能走出过敏的困扰。第二，这意味着如果这些儿童进行口服免疫治疗，有信心能够让一种形式的过敏原经过口服适应，让他们不产生过敏反应。

桑普森博士领导了 2008 年烘焙牛奶的研究团队。他希望可以开发出血液鉴定测试，以确定烘焙牛奶脱敏的主因，然后可以把它推广到其他奶制品中。

但是他也告诉听众，他的团队现在正纠结于烘焙牛奶产品的差异性这个事实。从马芬蛋糕到华夫饼都没有问题，但到比萨饼就会发生过敏。对于马芬蛋糕耐受的人中，有 15％对于比萨饼过敏。问题在于，大概其中的奶酪含有太过集中的酪蛋白。下一个目标是去研究布丁是否安全，这对于那些要给牛奶过敏儿童打包午饭的家长来说是个好消息。但是布丁的含奶量高,再加上低温烹调的制作方法,经过研究发现,其很难成为安全的选择。

在听了这些免疫疗法后,我认识到,除了对于烘焙的鸡蛋我有一点好运来讲,我简直就是临床医学的灾难。他们有那么多成功的故事。有一些人因为自身条件所限一开始被排除在研究对象之外,他们或许是高免疫球蛋白 E 水平(和我一样),或者倾向于对某一特殊范围的过敏原表位起反应(和我一样),或者有多种食物过敏症(和我一样)。

是否会有一个区分,也许从这一代人开始,食物过敏方面会有"可治愈的"以及"慢性的"病症之分。

最近,杰夫食物过敏研究所的一项调查显示,即便不算那些出于单纯恐惧而拒绝的食物,在 4～18 岁的过敏人群中,78% 的人会回避 3～4 种过敏原。这意味着,儿科医生所面对的过敏患者都是多重食物过敏症患者。对于这些对不止一种食物过敏的人,治疗的方法又是什么呢?

桑普森说:"这就是中医方法被引入的原因。"

和同事一起,桑普森开发出了"食物过敏草本配方-2",现在正在接受美国食品药品监督管理局的评估。这个配方引入了经过中国医生使用几个世纪的中草药,像瞿麦会开出粉红色的花,有活血的功效。这个配方里包含了九种中草药,会被制成胶囊的形式。服用后,草药释放后能够和免疫球蛋白 E 结合,从而防止过敏反应的发生。因为它不具备过敏原特异性,所以这种药物有可能平息多重食物过敏症。

使用这个配方治疗不能等同于治愈过敏症。但是它能够降低高免疫球蛋白 E 水平的人的敏感度，也能够让人不再恐惧于意外发生的过敏。这样的话，我也可以接受我的过敏症，继续限制我的饮食，或者我也可以进行安全的口服免疫治疗。

为了同样的目的，一些过敏症患者接受了抗免疫球蛋白 E 单克隆抗体奥玛珠（商品名为索雷尔）的实验。这种药物通常用于长期并有生命危险的哮喘病患者，但是这种药物的造价十分昂贵，同时需要终身的治疗，每年要花费 1 万～3 万美元，更别提未知的长期使用的副作用。

记得几年前，当我妈妈在新闻上听说了有"抗免疫球蛋白 E 的药物"后，她让我去看医生，想知道这是不是我所需要的。

医生告诉我："很多东西会让身体释放免疫球蛋白 E，这些药物就像大砍刀，而对于你自身的病症，你所要找的是一把手术刀。"中草药配方药物相对于索雷尔的优势，除了价格之外，是它在作为民间医药的良好历史。多少年以来服用这些重要的人都平安无事。

我是不是要试试中药疗法呢？成品药什么时候可以上市？我回到家和妈妈提起后，她会不会警告我其中的风险？"你不能同时尝试九种草药，如果你对其中的草药也过敏怎么办？"

专家们发言结束后，记者们一拥而上围住了他们，纷纷提出问题。虽然我也能和他们谈谈，但我不清楚我要说些什么。我想为他们的研究点赞，但是我还在思考这些疗法的高风险和低产出。我开始计算经过多少轮的测试、同行互评以及政府批准，口服免疫脱敏疗法才能够正式面世，让过敏的人在本地的诊所里进行治疗。从记者的角度上讲，治愈一个过敏儿童就预示着"解药"的降临。从患者的角度上讲，相对于数以百万计受过敏症困扰的人，我们成功的故事真是太少了。

研究过程中遇到的阻碍，部分在于几乎没有家长愿意让孩子投入到实验中去。我们是过敏人口潮的初期，能够作为测试对象的花生过敏的成年人不多，但再过十年，情况就会不同。此前在对抗那种在儿童时期反应强烈的疾病时，成年受试者的治疗潜力预示性效率并不高。有一些实验使用动物就能够完成。通过喂食过敏原蛋白和肠毒素，可以把正常的实验室老鼠变成"对花生和鸡蛋过敏的老鼠"。肠毒素是和胃肠疼痛相关的一种毒素，如葡萄球菌肠毒素 B 会造成食物中毒，或者霍乱毒素。老鼠会产生免疫学反应，气管发炎而产生白细胞的，产生类似过敏症的反应。

然后能怎么样呢？把药品放到老鼠的舌头下面吗？这明显不太科学。在自我报告的重要性被放大的领域，老鼠还无法帮我们完成这样的实验。

家长决定让他们的孩子加入这样的实验，需要出于多个因素的考虑。对于一些家庭来说是财务的诱因，能够免费进行过敏性测试和致敏原测试，以及实验治疗能够带来的潜在好处。更多的家长的想法是，他们在乐观和受挫中衷心地希望自己的孩子真正能够摆脱过敏症的纠缠。

在会议中心的手扶式电梯上，我听到两个过敏学医生在针对缺少实验样本的问题上吐苦水。

"我们需要大豆，但是怎么都找不到。"

"怎么不早告诉我，我有一打儿大豆，我会把它们送到加州去，你在找鸡蛋吗？"

如果不知情的人听到这样的对话一定不能理解，他们谈论的不是个体的人，而是过敏患者的血液样本。我是大豆，我是鸡蛋，我也是牛奶、木本坚果。在我小时候，也有人找过我的父母，让我参加约翰斯·霍普金斯进行的一个过敏研究实验，距离我家也并不远。我们没有接受，我并不是一个很好的献血者。我的血管很难找到，容易淤青。我也不想作为一只实验室老鼠而荒废整个夏天。

我现在想向前一步，拍拍医生的肩膀，伸出手臂让他们抽血，我早就该这样。但是此刻做起来就太古怪了，所以我什么也没做。

当天夜里，我回到酒店房间，我重新看了一遍我在白天收集的资料。在 2009 年的实时通讯读物《支撑网》中我看到，记者贝斯·普利提的一篇文章是关于同意孩子参加实验研究的三个妈妈的故事。

第一位家长是乔伊·霍格博士，她希望九岁的儿子可以建立花生耐受性。但是在这个双盲研究中，他的苹果酱中混入了一些花生粉（"盲"医生并不知情），这导致了严重的过敏反应，在经过注射肾上腺素，吃苯那君、三天剂量的类固醇，戴氧气面罩等措施后，过敏反应才算结束。

一个月后，他同意进行第二次脱敏尝试，霍格惊奇地发现他的儿子经过了几周的治疗，过敏原阈值一直处于平稳的 12 毫克。而且期间还要忍受胃痛、喉咙痒和类似哮喘的侵袭。

"这些症状，再加上他挑战期间的回忆，以及他讨厌花生的味道，这一切都太沉重了。"霍格告诉普利提，"他最后决定退出这次研究。"

我回到家以后又读了一遍这篇文章，之后我恍然大悟，阿肯萨斯，实验只透露了进行的位置。阿肯萨斯儿童医院是在小石城。

在专家发布会上，我们听到了关于23个花生过敏儿童参加口服免疫脱敏治疗实验的案例，都感到欢欣鼓舞。这个实验是由杜克大学和阿肯萨斯州立大学医学院主持进行的，而阿肯萨斯大学医学院和阿肯萨斯儿童医院有合作关系。15名儿童接受口服免疫脱敏治疗（8名儿童接受安慰剂治疗）有了明显的脱敏性，能够吃15克花生而没有过敏反应。但是看摘要提供的数字，我意识到最初有29人报名参加这次研究。其中6人没有坚持到口服食物的挑战阶段。霍格的儿子是否在这6人之中呢？

在研究过程中，一定会有某个时刻医生们会说："这个孩子将不会脱敏。"然后他们会对他们的母亲说："是否继续参加治疗，由您自己的家庭决定。"然后大概母亲会对儿子说："是否继续参加治疗，由你决定。"

我理解即使是出于策略上的考虑，所说与所信之间的差距是从何而来的。但是这个差距仅如人性这么简单。那些医生无论如何充满希望，无论如何想要帮助这些孩子，在最后，他们都是人。这样想感到轻松很多，同时也感到深深的恐惧。

······

在美国过敏、哮喘与免疫学会年会的最后一天，我又去了参观了展厅、实验室、专业学会、宣传小组、医疗物品供给公司。大公司、创业型的小公司都在这里搭起展位吸引人群的注意。其实这时的人也不是很多了，我走在过道的中间，躲避两边不断送过来的小册子。在只有一个随身包的时候，纸类物体是麻烦的累赘。

不时会有免费的试饮品，这让我很感兴趣。我拿到一杯向日葵种子做成的仿花生酱饮品。如果说花生过敏会有一些积极意义的话，那么就是寻求它的替代品，给其他原料市场带来繁荣。

我和真的食物过敏和过敏反应网络组织的成员打了招呼，把名片留给了食物过敏基金会。和食物过敏儿童组织的发起人谈话，它是实时通讯读物《支撑网》的发起组织，是宾夕法尼亚州的一家非营利性组织，专注于为家庭建立能够分享应对过敏情况的网络。我们讨论了生日蛋糕，她告诉我，有一些父母完全拒绝外来的食物招待。生日蛋糕只是作为代表同学心意的礼物，没有食用的意义。

每一年的过敏、哮喘与免疫学会年会都会设立免费的空间，用来展出有特别意义或者紧急原因的展览。这一次的接受者是肥大细胞增多症协会，这个协会为那些肥大细胞过度活跃的人群服务，这种症状是指发生过敏反应时，会不断引起发炎和水肿。这个展区的工作人员都带着灿烂的微笑，场地内摆着大堆的传单以及高端的手电筒赠品。但是这些都没有给他们带来什么好处。走到这个展区的人们都在喝咖啡或者快速吃个午饭，而他们的展示也没有开胃的作用。当人们在吃咖喱饭的时候，没有人想要看一个长着脓包的孩子的大照片。

更加受欢迎的是那些大制药公司赞助的展位，这里铺着地毯，有免费的爆米花和按摩，并且还有机器人作为噱头。这一层的明星是由 Asthmatx 公司赞助的一个电子机器人，同时也宣传公司的 Alair 支气管热成形术系统。这个机器人是平头的造型，戴着黄色太阳镜，塑料做成的锁骨上有 VASO 的字样，看上去是"他"的名字，这个大概 2.5 米高的机器人能够来回走动，并不时向观众提出问题或者讲个笑话。

"你认为我生来就是这个样子吗？"机器人一边扭动着身体一边说，"我是靠运动。"

机器人的身体是蓝色和紫色的塑料板，躯干部位细长，空间足够一个真人藏在里面。我之前听说过这种机器人的技术。附近会有一个它的控制人员。可以通过机器人眼部的摄像机进行观察，通过耳朵部位的麦克风进行倾听。穿着身体动作感应器，做出实时的动作，机器人界称其为安氏机器人（Anthrobot）。

每隔几分钟，VASO 就会随着提前录好的音乐跳起舞来。每次都是 Bee Gees 的 "Stayin Alive"（活着）。不知道在呼吸医疗器械的推广活动上，选择这这首歌是无心的还是有意的。

"你在看我吗？"机器人问到，"你在看我吗？"

我已经到达一个疲劳点，太多的宣传口号和名片，我开始向着出口走去。

在到达门口之前，另一个机器人吸引了我。他是银色的，大概有 2 米高，类似管家的外形，蓝色的大眼睛，身上有肌肉的轮廓，看上去像是蹲着，脚是坦克一样的履带，模仿霹雳五号的构造。

我走近了一些，查看这个机器人的赞助商标志。美国赛诺菲安万特公司，Allegra 的生产厂家。这让我感到有些自豪。我已经服用 Allegra 好几年了。Claritin、Seldane、Zyrtec 等多种使用乳糖衍生物黏合剂的抗过敏药在服用几周后，会在血管里积累临界物质，让我的小臂起红疹。只有 Allegra 没有这个现象。所以我很支持这个品牌。即使当几个不同的健康维护组织的保险计划想让我改用其他非专利药物或者替代品时，我都不为所动。在这里看到它就好像看到自己家乡的球队那样亲切。

我该过去吗？这时机器人正在和一个穿海军西服裙的女人对话。然后一个三点掉头转向了我，我们彼此打量着。

"你好，桑德拉。"他说。

我的手刚举起一半，对于他对我这么熟感到很困惑。然后我想起来自己带着胸牌。我向四周看了看，发现有人会向手腕处或者衣领处说话，但是是谁在为这个机器人配音却难以分辨。

"你好，"我回答。

"靠近点，我不咬你。"他说。

我想要走上 Allegra 的地毯，但是我的会议已经结束了，外面还有新奥尔良在等我。

"下一次吧。"我说。

"我会想你的。"说着他眼睛处的灯泡闪了一下。

我给了它一个飞吻，然后转身离开了，走出了会议中心，远离了那些医生们，我没有回头看。

第十章　本性

　　从时运不济时一起在酒吧对饮"柠檬滴"（一种鸡尾酒）开始，克里斯汀一直都是我最好的朋友。她现在的老公鲍勃已经不再当消防员了，他们的女儿凯拉也快周岁了。那就从蛋糕开始说起吧。他们选的不是老式的生日蛋糕，外形是一个瓢虫，粉色和棕色的糖霜混合物做成外壳（比红与黑的搭配更让人有食欲），用多乐兹完成瓢虫的腿和触须，好时巧克力倒着插入蛋糕里，当做瓢虫的星。实际上，他们定做了两个蛋糕，一个给客人食用，另一个小的给凯拉。

　　在生日宴会那天，我一如既往地迟到了，我低估了从市中心到郊区之间交通的拥挤程度。车子蠕动着，我每隔几分钟看一下表，叹一口气，也许我买的那组积木能够为我的迟到换来原谅。

　　比预定时间迟到了一小时，我到了她家，对于房子的精致装修我不感到惊讶。克里斯汀对于家事很有一套，甚至自己改装了厨房，她已经成为我们高中同学里的"玛莎·斯图尔特"（并不是那个让人头痛的玛莎，而是那个辛辣、风趣、出狱后的玛莎，美国家政女王）。饭桌上都是她自己动手做的食物，水果饮料、生日纸巾、三明治、沙茶鸡串。我笑了，意识到为了照顾到我的过敏，所有的酱汁和调味料都是单独添加的。

我一放下袋子，克里斯汀就亲切地和我打招呼，一时间我还难以习惯"妈妈形态"的她。我看到的还是那个十四岁的少女，脚趾甲上画着雏菊图案的指甲油。今天她的指甲是银色的，穿着一件灰白色的T恤衫，牛仔裤，短发。俯身抱起凯拉，小寿星正在新的学步器里在客厅里四处游走。凯拉表现出了不快，抗议着不想离开他的新玩具。

克里斯汀说："她今天有些闲不住，早晨发过低烧，现在这里这么多人感到很新鲜。"

凯拉的瓢虫鞋和她的瓢虫蛋糕很配。小T恤衫上也有瓢虫的图案，图案太过卡通了，一眼看上去只是圆点的图案。我突然感到一阵怀旧，几天前，我妈妈提醒我在我第一个生日的时候发生了第一次过敏，我也穿了一件粉色圆点图案的裙子。

克里斯汀打发人去把在地下室喝啤酒的男人们叫上来，我担心她是在等我来再切蛋糕。这是徒劳无功的，因为我不会吃蛋糕，也对冰激凌不感兴趣，包括粉色箔纸杯里的巧克力脆皮。但是也许克里斯汀知道我想要见证这个美妙的时刻。

"这些瓢虫很漂亮。"我对她讲。

"这些黑色的甘草汁显得有些不新鲜，虽然只是起到装饰作用，其他方面还都不错。"

在参加了很多次儿童的生日会后，我得出了一条真理。那就是，小孩子不会老老实实地坐在高高的椅子里，她也不想被几十个未曾谋面的成年人簇拥着戴上一个纸圈做成的帽子听着周围的人合唱生日歌。这都是我们大人做的，这是生日会上必须要做的事。同时还有，不出意外的话，孩子会突然放声大哭，帽子掉下来，然后克里斯汀就会主持局面，把凯拉安抚好，把不顺眼的甘草汁去掉，人们开始分蛋糕。

当大人们把大瓢虫瓜分之时，凯拉盯着她的迷你版蛋糕。点缀着巧克力屑而不是好时巧克力，克里斯汀挖了一块蛋糕放到凯拉手里，等待着，凯拉并没有吃，她把左手沾满奶油的手指举到面前，露出了一个"为什么是我"的表情。随着手不断挥舞，脸上、额头和发际线上涂满了粉红色的奶油。最后在嘴巴上蹭了蹭，像是涂了一层唇膏。

"幸好你提前照相了。"一个男人对克里斯汀说。

我们继续等待凯拉能咬一口蛋糕，但是这个动作一直没有出现，她只是在玩弄奶油。妈妈充满激情地做了两次示范动作，想勾起小孩子的食欲。男人们也都走下楼去，啤酒对他们来说吸引力更大。克里斯汀把凯拉放在膝盖上，小孩儿变得越来越焦躁不安，双手握拳不停地在耳朵上蹭来蹭去，直到被妈妈抱起来在屋内走动，然后上楼去了。我觉得她们是去换尿布了。等到两人下来后，我发现妈妈并没有擦去女儿脸上的糖霜。

克里斯汀对我说："我觉得她过敏了。"这时我才发现孩子脸上的红色并不是糖霜，而是红色的疹子。这在以前没有发生过，把头贴近孩子的身体，克里斯汀能够听到女儿呼吸的喘息声。在咨询了医生之后，她马上叫上丈夫，为孩子裹上一件外套，送女儿去了医院。

"不会有事的，"我对他们说，"你们走吧，我们会收拾房间。"我做出了这样的承诺，但是却无法身体力行。餐桌上有很多东西我碰不得，否则我也会起疹子。融化了的冰激凌瘫软在盘子里。我做了一轮快速的杯子和餐巾纸的收拾工作。然后我就无助地站在一旁，看着鲍勃的妈妈做接下来的工作。

"你就是那个有各种过敏症的人?"克里斯汀的一个朋友问我，"发生什么了?"

"应该是蛋糕的问题，"我说，"但她之前也吃过奶制品的。"

"为什么一定是蛋糕呢?"鲍勃的妈妈问，"她今天吃了很多东西，会不会是水果饮料的问题?"

"我不觉得是水果饮料。"我搜索着合适的措辞，"这几种水果一般情况下都不会过敏。"

"但是里面有芒果啊，"她说。

"不，没有芒果，"我问过克里斯汀我能不能喝，她说我可以我才喝的，如果有芒果的话，我现在估计都不省人事了。（后来确认里面有橙子、石榴、姜汁汽水，没有芒果。）而且她的嘴边并没有什么疹子，主要是在脸上，是她抹过糖霜的地方，也许是食物着色剂?

"我也不知道，鲍勃对贝类食物过敏，他出疹子的话是浑身都有。"

"是这样的，但这次的疹子和糖霜的形状是一样的，我觉得就是着色剂的问题"

我只是想知道我的判断是否正确，并没有和鲍勃妈妈顶嘴的意思。对于40号红色着色剂的过敏，看上去要比对小麦、牛奶或鸡蛋过敏容易让人接受，但是在这样小的年纪，对于这种强度的接触就起反应，却是一个不好的信号。

过了一个小时，用了一轮苯那君、一剂量的类固醇，凯拉基本恢复了正常。这里的正常包括她对鸡蛋过敏事实。最终诊断会包括医生说的"神圣三连击"，那就是过敏、哮喘和湿疹。但是经过几个月饮食的调整以及夜间的雾化治疗，那个焦躁不安、乱抓乱闹的小淘气会变成快乐安静的小天使。

根据调查数据，我知道朋友的孩子中至少有一个会有食物过敏，我没有想到第一个就中签了。我在回家的路上给妈妈打了电话，告诉她事情的经过。

"我觉得，不知为什么，以我所有的经历，我应该能够帮上忙，但是我却无能为力。"

"这感觉很糟糕，"妈妈说，"我了解。"

至少凯拉生在这个对于过敏分分钟就能够识别的时代。我试图想象我妈妈当时的情况，不知道我为什么不吃母乳，奶瓶也会让我病得更重。没有什么行为比母亲与孩子之间亲密的哺乳更容易建立彼此之间的感情，除非给孩子喂奶是在害自己的孩子生病。

在凯拉生日宴会的几周后，我不禁会想，如果事情发生在我身上，我会怎么办，我和我妹妹都不是喝妈妈的奶长大的。我的孩子呢？有大量的证据显示，虽然没有特别的家族过敏遗传模型，但是食物过敏的倾向是会遗传的。希望我的孩子至少不要对牛奶过敏，但是如果我无法母乳喂养，那么对牛奶过敏的我如何给孩子喂牛奶？孩子每一次溢奶，都会是一场灾难。

在我的孩子能够吃一般食物后，一系列其他问题将会浮出水面。我是否要让孩子遵守我的饮食守则来打造一个安全的家庭环境？在因为他们的过错而让我过敏发作时，我该如何教育他们？"在你们洗干净前不要碰妈妈！"这样好吗？会不会让孩子变得紧张兮兮的呢？

《钢木兰》是我最喜欢的影片之一，在我九岁的时候开始上映，我大概看过20多遍了。如此钟爱的它原因在于，它对于南部文化的奇特的漫画般的讽刺。例如，安妮尔庄严地告诉多莉·帕顿的剧中角色："特拉维小姐，我向您保证，我个人的悲剧并不影响我做出好发型的能力。"

有一个场景同样也让我难以忘怀，茱莉亚·罗伯茨饰演的人物患有糖尿病，在她照顾儿子的时候发病倒下了，她想要打电话寻求帮助，但是没成功，当丈夫回来时发现儿子在哭，炉子上煮着意大利面，妻子蜷缩着躺在台阶上，人事不省。手里还握着电话听筒。

我知道，这场戏是冲着奥斯卡去的。但是在现实世界中，悲剧会在任意时刻来袭，动脉瘤、中风，等等。但是现在，我三十多岁，看着周围的人开始家庭生活，我也憧憬着自己未来的样子，我发现自己独身一人过着过敏的生活是一回事，但赌上自己孩子的幸福就另当别论了。

······

当我坦白心头所想的时候，艾瑞卡这样说："你要和我的朋友珍妮谈谈，她和你一样。"

艾瑞卡没有开玩笑，珍妮比我大几岁，和丈夫安东尼、儿子所罗门住在一起。她对牛奶以及木本坚果过敏，但不对花生和芝麻籽过敏，和我的过敏症不尽相同，但是严重程度相当。

"我会经受小程度的过敏性休克，"她的声调很自然，我能分辨出她是经过历练的，"即使现在尝试着避免那些致敏食物，意外还是偶尔会发生。"

当父母送她去读大学时，还给她打包了一盒婴儿食物。她喜欢在早晨吃一些麦片粥，在吃米饭、杏仁和豆奶的年龄之前，这是婴幼儿的主要食物。我本来也没有资格去对此指指点点，毕竟我在上大学时被叫做"鱼妹"。

我和她的两条平行线继续前进，当我在生日时被榛子放倒时，珍妮妈妈制作的南瓜马芬被从小学的冰箱里取出来，冻得像石头一样冰冷，不得不用牙慢慢磨，直到软化。

"我们都是先驱者。"她对我说，她感到和我说话很舒服，我也有这样感觉。她有一群密友对她过敏的事了如指掌。当她去某人家吃饭的时候，所有的物品都被贴上了标签，"这个勺子珍妮可以用"，诸如此类。

"他们也会开玩笑，'看样子珍妮要奉行犹太洁食认证了'。"她说道。

她的儿子在 2010 年 4 月过周岁生日。值得高兴的是，孩子对牛奶并不过敏，也没有测试坚果和芝麻。（那一年早些时候，出现了一次大范围的包括苯那君、Tylenol、Motring、Zyrtec 的生产事故，这些药品因为效力上的缺陷而被召回。这让很多过敏测试无法进行。）但是吃过炒鸡蛋后，他起了疹子，而进食焙烤鸡蛋和蛋黄的食物后却平安无事，所以他们继续测试蛋清，由于蛋清含有的蛋白质密度高于蛋黄，孩子会对蛋清出现了过敏反应。

珍妮希望孩子的过敏反应是意外。她说"如果孩子一定对某个东西过敏的话，如果和家庭中其他成员的致敏原不一样会让人很困扰。"

她的丈夫安东尼对乳糖敏感，在结婚后家中就基本杜绝了奶制品，现在有了小所罗门。

"我想对孩子回归母乳喂养，但是他现在已经习惯喝牛奶了，大豆因为激素问题也不能采用。"一些研究显示，大豆和豆腐中含有的植物雌激素会扰乱身体的激素平衡。"米奶又太甜了，"她补充。随着选项被一个个排除，珍妮决定使用牛奶。

她和我一样对手握着奶瓶有着恐惧。

"我不想碰到它，但是到现在为止还没有发生什么意外。"

此外，让所罗门喝牛奶对他的健康十分有益。"看着他能够安全地食用奶制品我很高兴，生活对于他不再那么苛刻，他比我更加自由。"

为了避免因为无接触而造成新的过敏，医生建议珍妮给所罗门正常人的饮食。

"我对正常人的饮食完全没有概念"珍妮回想，"正常人是否在晚饭会吃面包配鳄梨？因为我就吃这个。"她没有选择，只能变得勇敢起来。

"我只想让他能够尽可能多地吃不同的东西，我带他吃了埃塞俄比亚食物，也吃了兔肉。"她稍微停顿了一下，"对我而言，食物总是和恐惧与死亡相关联的，而他在食物中找到了很多快乐。"

"唯一一件令人伤心的事就是他想喂我吃东西,"她继续说道,"不,妈妈不能吃这个,我不得不告诉他,现在这个喂食游戏经常上演。"

珍妮弗有一个朋友,她的女儿对多种食物严重过敏,包括种子类和牛奶。但是母亲却没有过敏史。"这个小女孩可以把我盘子里的食物吃完,但是却不能碰她妈妈盘子里的。"朋友们都说这个小孩是"珍妮的孩子",好像是送子鸟把她投递错了地址。孩子对此显得很懵懂。

和我一样,珍妮想用他的经验去帮助下一代的过敏儿童。她告诉人们使用犹太洁食的原则去保证甜品中不含奶。旅行时,她会携带列有过敏原的翻译提示信息。

"我觉得我已经积累了很多过敏者的生活诀窍,"她说,"对于孩子的饮食而言,我们对健康看得太重,但是也会有社会方面的因素,需要告诉他,如果和朋友外出吃饭,你就点薯条,你可以放心地吃薯条。"

我问她对儿子的饮食最大的担忧在哪里?

"我更担心他会误食小石子、树叶或者泥土,"她说,"当问题是那些他过敏的东西时,我知道接下来会发生什么,但是如果吃了操场上的一片玻璃,谁知道会怎么样呢?"

食物过敏让人气馁。但是对孩子而言,她觉得"还有更坏的事情需要你去担心。"以她的孩子目前的年龄,可能随着成长发育而摆脱过敏,这不仅存在可能性,而且有很有希望。但是如果在 10 岁以后仍然被过敏所累,那么她的观点可能会发生变化了。

另一个有过敏问题的母亲和我谈起，她现在在为 12 岁女儿的未来生活而忧虑。

"她对木本坚果过敏，我不知道她是否理解过敏会严重到什么程度。"她说道，一边描述一天她的女儿无精打采地提起了一次对榛子过敏的事情。随着成长，世界会变得越来越大。"我希望有一天她在和某人接吻之前，先要考虑他之前吃过什么东西。"

闯入酒精的世界也不是那么容易的事情。你不知道看似讨喜的鸡尾酒是否添加了榛子利口酒或者杏仁甜酒。"这酒看上去很可爱，但是这个雨伞却让它变得危险"她想象着有一天要这样警告女儿。

除了和大女儿一样对木本坚果过敏以外，她还对小麦（因为腹泻病而复杂化）、鸡蛋以及橙子过敏。在怀孕的时候，她下定决心不要把这些问题传给下一代。

"我远离一切过敏原，同时家庭里也不出现其他常见的致敏食物，包括贝壳类、花生等。"她告诉我，"我家里一尘不染，你不会找到更爱打扫的人了，硬木地板，无窗帘，我让丈夫更换了百叶窗，选择了落尘最少的那种。"

"我做了自己最大的努力，"她笑着说道，"也许恰恰是在错的方向上。"今天，医生不会推荐这些策略了。

她怀第二个孩子时就淡定了许多，没有和平时的生活有什么变化。直到 8 岁，他都没有任何过敏反应的发生。虽然在刚刚开始上学的时候，他拒绝吃橙子或者喝橙汁，为什么呢？因为他发现在吃完这些东西后，下了校车妈妈就不会亲吻他。

她不会在家里存放橙子，单单气味就让能让她恶心。丈夫也对橙汁禁令表示冷静，毕竟他在小时候也对奶制品和西红柿过敏，但长大以后就没事了，只是对某些古怪的食物敏感。

"他不能碰法式蜗牛，上次吃是在 15 年前，过敏反应很严重。"所以丈夫会在早晨负责为孩子烹饪鸡蛋做早餐，每次都是用特定的厨具，也是他负责清理的。她让他不要喂一岁大的孩子鸡蛋。

"我担心的不是他清理方法不当，我亲了他，然后我就遭殃了，他吃饭并不干净，应该说很邋遢……"

和一个对鸡蛋过敏比我还严重的人交谈，让我感到很奇妙。她的又一次"鸡蛋灾难"发生在几年前。一天夜里，家人惊醒了，发现屋里飞进了一只蝙蝠，而且蝙蝠还对她的头发表现出兴趣，不断盘旋，纠缠不清。扑打显然激怒了它，所以它没有撤退的意思，反而发起了更猖狂的攻击。这表现出了狂犬病的症状。最终它飞入阁楼就再没露头，家人也没有抓住它进行化验。所以全家人都去接种狂犬疫苗了，这个疫苗就像流感疫苗一样，也是在鸡蛋中培育的。

"打针的时候，第一次觉得还行，第二次我就有些不舒服了，第三次我感到呼吸困难，第四次我就有了过敏反应。第五次他们不得不给我换成人体免疫球蛋白中培育的狂犬疫苗。"

和蝙蝠不同，小麦不会在夜间造访你的住宅，但是它就像消失在阁楼里的蝙蝠一样，总让你觉得是一种长久的、挥之不去的威胁。

"我对别人是否洗手变得有些偏执，甚至会看起来神经兮兮的。"她说。

我问她最大的挑战是什么。"一种不想让我的孩子成为曾经的自己而挣扎。"她必须不断提醒自己，每一个"坏感觉"的报告不一定是某种食物过敏在作祟。每天孩子都有可能感冒、肚子疼、发烧，有时还会没病装病。

"同时我也需要保持充分的警惕，这是我没有从我的父母那里得到的"。她说，"在我爸爸看来，如果你不是每一次吃三明治都呕吐的话，那么你并不是对小麦过敏。"显然，他从来没有审视过他的这套怀疑论。

"他是一个股票交易员，"她说，"不是一个生物学家。"

她的爸爸拒绝把她看做是过敏症患者，让她比那些有同等严重过敏程度的儿童有更多的自由。包括允许她参加 5 天的基督教青年会野营。现在她让对花生过敏的女儿也参加一个为期 3 周的野营，当然是在有预先做好的饮食和单独的锅与餐具供应的情况下，还携带了两支肾上腺素笔。

我好奇她是否自己用过肾上腺素笔，我也被多次问过这个问题，我的回答是"没有，但是有很多次我应该使用。"我把这个问题传给了她。

"我宁愿蜷缩成一个球状吃苯那君，然后等待有人回家来救我，如果没有人回来，在 24 小时内思考迄今为止的人生，我也不用肾上腺素笔。"

"为什么呢?"

"坦白地说，"她讲，"虽然不想承认，但是还是有些软弱。"

"我也是。"我说。

这种事情你可能不会大声说出来。食物过敏的成年人中，每年都购买肾上腺注射笔但是一次都没有用过的大有人在。在有效期到了以后再买新的。有时候也随身携带,但是肯定不会用。同时,也会拥护学校使用这种措施。最近,一位九岁的过敏儿童的母亲戳中了我的软肋。

"是因为害怕吗?"她询问,"会不会很疼,我要如何对女儿说她才会用肾上腺素笔?"

我试图向她解释,阻止行为的原因并不是注射的疼痛。腿部的刺痛和喉咙呼吸困难相比不算什么。也许是因为服用抗过敏药和使用呼吸帮助剂很大程度上都是自己掌控的,你可以自己进行治疗。在"思考过人生"之后,如果恢复过来,那么就是自己的聪明。而肾上腺素注射,就像是第一块多米诺骨牌,推倒后一路会把你带向医院,救护车费用、书面工作、静脉注射,一大拨麻烦事会向你袭来。

"但是你并不是因为注射肾上腺素才去医院,是因为过敏啊。"她问。

"澄清一下,"我说,"我并没有说如何做才是正确的,我只是告诉你我这么处理的原因。"

我把这个问题带回了家,看看妈妈有什么独到的理论。

"这是一个控制力的问题,"她说,"和家庭的行事风格有关。"即使是像食物过敏这样严重的事情,也无法推翻我们的基础本性。她提起了我七八岁时的一次过敏经历。那时我和父母、爷爷、奶奶去看一次中国手工艺品展览。晚上我们在当地的一家海鲜餐馆吃饭。可能是我的盘子上沾有炸虾或黄油,让我的上嘴唇开始刺痛起来。几分钟后,我们一行人离开餐馆坐上车,我从后座换到了前座，把脸贴近空调出风口，就像一个儿童版本的氧气面罩。

"你的爸爸知道怎么去乔治·华盛顿医院，"她说着，"然后我们就等在了候诊室。"

我记得爸爸在我旁边一直说："呼吸，使劲呼吸。"我已经忘了爷爷曾经是一名医生，他向护士借了一个听诊器，能够在等待时观察我重要器官的运行状况。我妈妈给莱特金医生打电话询问对策，他曾经给我用过皮质醇针剂。我们一家人好像在大厅里开了一间诊所。当轮到我就诊的时候，我已经准备好回家了。

"我们处理问题的方式存在风险。"妈妈承认这是她后知后觉，"我记得那次在纳什维尔发生的过敏。那次因为吃开心果，你差点死了。但是我们不想让你的成长过程是一次住院跟着另一次住院，这才让你变得现在这么独立，我不认为这是直接的因果关系，但是会有一些联系。"

"有那么一丁点儿的联系，"她补充说，"希望是这样。"

几周以来，我都在思考食物过敏在父母与孩子之间所扮演的角色。拒绝母乳喂养，母亲不能触碰自己所烹调的食物时的焦虑，孩子不想因为亲吻而让父母满脸起红疹时的犹豫。

但是我对于由此创造的亲密而感到敬佩。就像父母照顾长期过敏症的孩子所付出的艰辛一样。我的妈妈在我的眼里是外交家，有着灵活的手腕；是注册护士，有纤细的心思；是翻译家，能够对我的哭声与反应做出最合理的解读。

如果我的孩子有过敏症，我知道能够向谁去寻求帮助，我的妈妈也是我的老师。如果说像珍妮和我这样的孩子是先驱者，那么只因为有像她这样的家长在做我们的开路先锋。

……

"当牛奶的价格是25美分一夸脱的时候，我的父母会花75美分的价格去买羊奶，然后还要煮熟。"当《华盛顿邮报》最近发表了我的一篇专栏文章，描述了我在一次宴会上发生的芒果过敏事件后，一个女人这样写信给我。这个女人寄信给我，描述了他自己的食物过敏经历：几十年前，60种物质的点刺试验让她的整个背部爆发了水泡。医生叮嘱不要吃牛肉、猪肉、小麦以及牛奶，多数蔬菜也只能每周吃一次，以防过度接触。

"也就是说，如果我在周一喝了番茄汁，直到下周一，我都不能进食任何形式的番茄。"

在那个年代，一块一般的面包只要16美分，而一块100%的黑麦面包要卖到1美元。她告别了汉堡和热狗，代之以羊肉和西班牙马鲛鱼。医生告诉她的父母，孩子的过敏问题大概和在南福罗里达的生活有关，这里的海拔低于海平面。7年后，她的病情没有好转，于是她们全家搬到了巴尔地摩。在她十几岁的时候，他们要再次进行测试，这次她进行了116次皮下注射。

"注射持续了一周多的时间，我每天放学会去医院打16～18针，当时我瘦得皮包骨了，一次注射时针头刺穿了我的胳膊，药液滴在地板上，把护士吓坏了，我却只是笑了笑。"

这一次的结果令人难以置信，那些曾经令她避之不及的食物，现在她已经不再敏感了。

"不是因为成长的原因，就是搬家的原因，我已经从过敏症中走了出来。"她给我写道，"对于你没有这么幸运，我感到很遗憾。"

幸运吗？运气是一个有趣的东西。多数人先走了霉运，然后从霉运中被解救出来，这就称为幸运。就像一只住在高层楼房的猫从窗户处掉落，正好在楼下阳台眺望的女人一把接住了它。一个百万富翁中彩票头奖显然不会引起人们的注意，只有那些落魄到卖房子卖地的人一夜之间陡然而富，才对我们有激励作用。我的爸爸总是说我幸运，撑过了每一次过敏的发作。而没有想过我背负这些过敏反应的霉运。我就应该承受痛苦吗？为什么就让我抽到这样的下下签？

在成长的过程中，我每周都要去见莱特金医生，这个频率一直没有变过。无论我的医疗保险如何变化，都一直去他那里治疗我的过敏，即使皮质醇要自费也一样，这种持续行为令人感到安慰。我们到了后，先登记，然后在候诊室等待。地上会有几个小孩在玩弹珠，山毛榉的矮桌子上有最新一期的亮点、鹅卵石、蟋蟀等杂志。墙上贴着来自理查德·思凯瑞的图画书《忙忙碌碌镇》的拼贴画。即使在不到一年前我上次造访的时候办公室已经重新布置并粉刷，但是忙忙碌碌镇的海报还在那里。

我第一次知道这本书是在爷爷家。作者理查德·斯凯瑞以人格化的动物来展开故事，书中的形象也经常身着传统的瑞士服装：铁匠狐狸先生、裁缝兔子先生、河马希尔达以及猫先生的一家，有爸爸、妈妈、哈寇和萨丽。书中的故事很琐碎，大多关注与交代日常生活，有最简单的情节轨迹。以像猪先生的一家去赶火车、萨丽给奶奶写信这样的事件展开一幅幅图画。

斯凯瑞的眼光独特同时又追求细节。当梅森家的杰森（一只猪）为裁缝兔子先生盖房子的时候，画面上每一层楼的水管和通风管的设计都是合乎常理的。他会阐明哪一条是电话线，哪一根是污水管。在"搬家"这一段中，斯凯瑞细致地画出了兔子先生开着四层汽车，里面坐着很多小兔子以及一个胡萝卜的发动机装饰，并有人从顶层窗户往外扔出一个纸飞机。

这样的卡通世界适合出现在过敏医师的办公室里。你可以说理查德·斯凯瑞是学前读物世界里的老·勃鲁盖尔。并不是单纯的因为斯凯瑞倾向于在吊带裤、三件套这样大众化的衣着中嵌入一个穿着乱蓬蓬粗布衬衫的人。（虽然勃鲁盖尔就是穿着这种衬衫在本地参加婚礼的。这也是他为什么被叫做"乐观的勃鲁盖尔"的原因。除去在衣着方面的巧合之外，他们两位都拒绝为观众呈现虚伪的视角。很多身体的动作，他们都极力去展现真实。）

What Do People Do All Day?（《人们每天都做什么?》）是斯凯瑞一本书的名字。这也许也是这两位艺术家全神贯注想要回答的问题。勃鲁盖尔会在画中植入重复出现的乞丐形象。而斯凯瑞塑造了小虫子这个形象，在每个场景里都会出现，小虫子是我们的道德意识，也是我们顽皮的造物主。当窗帘拉下来的时候，他会从上面看下来。如果喇叭放这个曲子，他会藏在里面跟着一起唱。

斯凯瑞的图画书在童年时吸引我的主要原因和勃鲁盖尔的作品在大学及以后的时间里让我着迷的原因相同。斯凯瑞随意但长期去描写生活中的小灾难。忙忙碌碌镇中的每一家过得都不顺利。小虫子弄坏了游艇的进气管，弗莱布先生弄丢了他最喜欢的软呢帽，狐狸飞行员鲁道夫会以一定频率从他的红色德式单翼机上掉落。房子着火，拖拉机装车，建筑工人掉进河里。这些危机和大众平静的状态相遇，就像勃鲁盖尔的《伊卡洛斯坠落时的风景》中，犁地的老农平静地忽略了海中溺水人的画面。

这种情形总是会将我困于其中，特别是与病痛共同生活的人会有感受。我并不是说我们所生活的城市没有人情味。但就像斯凯瑞和勃鲁盖尔提醒我们的那样，镇子是忙碌的，人们都在做自己的事。

大学时，弗吉尼亚大学的英语教授要介绍一个著名诗人给我认识。当天晚上，那位诗人会去大学的一家书店里读书。在他去读书的一个半小时前，我在食堂又发生了过敏反应。我奔向书店的洗手间，在那里吐了，我怕失去意识，就挣扎着向书店大门走去，半途中我倒地并发出了呼救。

一个收银员赶紧来查看我的情况，另一个人给医院打电话。这时，教授和那个著名诗人走进了书店。从眼角的余光中，我认出了教授，斑白的头发，戴着眼镜，穿着那件毛衣背心。我眼中的他停了一下，好像在嘟囔着，"她还好吧?"并没有叫我的名字。看上去就像一个表示同情的陌生人，需要在 7 点钟到达某个地方去办事。然后，他和诗人一起走进了书店。

我很感激他没有停留，因为并不是一本书的每一页都在讲你的故事，你也不会占据每一张画布的焦点位置。因为这个镇子很繁忙。一学期之后，当我加入了那个诗人的工作室之后，坐在教室的第一排，他也没有认出我。所以我有机会介绍自己，而不是他脑海中那个有着过敏症的女孩。

　　这就是维持均势的原则，我的工作是专注于如何在这个世界里谋求安全。但我的工作从来不假定这个世界以"让我安全"为中心而运转。我们还有其他更重要的事去劳心费力。不要杀了小寿星，礼物已经包好了，彩带在等待被放飞，我们的宴会开始吧！